出生と死をめぐる生命倫理

連続と不連続の思想

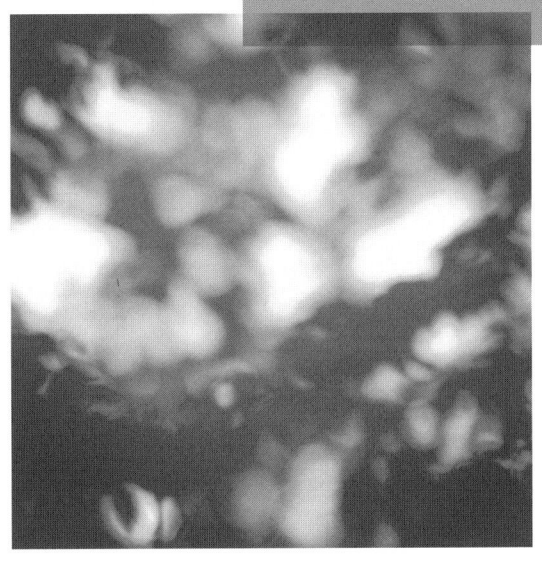

仁志田博司
東京女子医科大学名誉教授

医学書院

著者略歴

仁志田博司(にしだひろし)
生年月日 ：1942年9月6日生まれ
学歴および職歴
1968年3月：慶應義塾大学医学部卒業
1969～70年：米国ジャージー市立病院小児科レジデント
1970～72年：米国シカゴ大学ワイラー小児病院レジデント
1972～74年：米国ジョンズ・ホプキンス大学
　　　　　　ボルチモア市立病院新生児フェロー
1974～84年：北里大学小児科講師
1984～88年：東京女子医科大学周産期センター助教授
1988～2008年：　同　　教授
2000～2008年：　同　　センター長
1984～2008年：早稲田大学人間総合学部研究員(生命倫理)
2008年～現在：東京女子医科大学名誉教授
1995年～現在：北里大学小児科客員教授
2008年～現在：慈誠会病院名誉院長

資格・称号
　　医学博士(北里大学)／日本小児科専門医
　　米国小児科専門医／米国周産期・新生児専門医
　　米国開業医資格(メリーランド州)

出生と死をめぐる生命倫理――連続と不連続の思想
発　　行　2015年10月15日　第1版第1刷©
著　　者　仁志田博司
発行者　　株式会社　医学書院
　　　　　代表取締役　金原　優
　　　　　〒113-8719　東京都文京区本郷1-28-23
　　　　　電話　03-3817-5600(社内案内)
印刷・製本　アイワード

本書の複製権・翻訳権・上映権・譲渡権・公衆送信権(送信可能化権を含む)は㈱医学書院が保有します.

ISBN978-4-260-02401-3

本書を無断で複製する行為(複写,スキャン,デジタルデータ化など)は,「私的使用のための複製」など著作権法上の限られた例外を除き禁じられています.大学,病院,診療所,企業などにおいて,業務上使用する目的(診療,研究活動を含む)で上記の行為を行うことは,その使用範囲が内部的であっても,私的使用には該当せず,違法です.また私的使用に該当する場合であっても,代行業者等の第三者に依頼して上記の行為を行うことは違法となります.

JCOPY 〈出版者著作権管理機構　委託出版物〉
本書の無断複製は著作権法上での例外を除き禁じられています.複製される場合は,そのつど事前に,出版者著作権管理機構(電話 03-3513-6969, FAX 03-3513-6979, info@jcopy.or.jp)の許諾を得てください.

序

　この序は単に本書の introduction ではなく，本書を貫く筆者の基本理念を読者に知ってもらいたい，という思いで書かれている。ぜひ，各章を読む前に目を通していただきたい。

　筆者は「周産期」という命の誕生の医療に 40 年あまりかかわってきたなかで，先天異常，超低出生体重児，仮死の児などの生と死のドラマに翻弄され，その対応に倫理的判断が迫られる機会に稀ならず遭遇した。藁にもすがる思いで恩師・坂上正道教授や早稲田大学の木村利人教授から生命倫理を学んで，倫理の「倫」は「仲間」という意味であり，相手を思う心が生命倫理の根幹であることを知った。そして，医療がデータや科学的演繹だけに頼って命を左右してしまう時に現れる「危うさ」を痛感したところから，ようやく倫理の本質は，「連続と不連続の思想」に裏打ちされた「ともに生きるあたたかい心」であると気づいたのである。たとえ学問的な説明がつかなくとも，「その決定にかかわる医療者が，心の底から患者とその家族のことを考えて判断すれば，それは倫理的であった」と言えるようになった。

　「連続と不連続の思想」は，多少理屈っぽい内容となるところから最後の第 12 章で取り上げたが，この思想は各章で論じられる筆者の生命倫理的考察を読み取る手がかりとなるものであり，折に触れ読んでいただきたいと願っている。

　本書は，『助産雑誌』（医学書院刊）に 2013～2015 年まで 27 回

にわたって連載した「周産期の生命倫理をめぐる旅 ── あたたかい心を求めて」をベースにしたものである．各章のテーマごとに，筆者が実際に臨床の現場で遭遇した事例を取り上げ，それらに医学的解説を加え，さらに生命倫理的考察の過程を示した．

　第1章から第5章までは，周産期および新生児の臨床現場で日常的に問題となっている「予後不良の児」の対応に関し，倫理的観点から考察の糧となる内容が論じられている．すでに広く知られている「重症度によるクラス分け」，「子どもの権利」，「胎児の権利」，「成育限界」などの各テーマが，事例を挙げて解説されている．社会からだけでなく親からも容易に切り捨てられうる弱い立場にある児を守るのは，その医療現場にいるわれわれ医療者である．そのためには，単に「かわいそうだから」というレベルを超えた，生命倫理的議論のための素養を学ばなければならない．

　第6章から第8章までは，近年，急速な学問的進歩に臨床現場が後追いする形になっている「生殖医療」を取り上げている．とかく新生児科医や小児科医は，ART(生殖補助医療)などの産婦人科の問題を，対岸の火事のように受け取りがちであるが，それは生まれてくる児とその母親の問題そのものであり，出生前からもそれらの倫理的問題に関与し，そのための知識を積み上げておかなければならない．特に，出生前診断による染色体異常などの予後不良児の対応に関しては，そのような児を臨床的に経験しているのは小児科医であり，まだ生まれる前とはいえ，母子の将来のみならず，より広い社会的・人類学的観点からの生命倫理的議論に参加する責務がある．

　第9章と第10章は，脳死を含めたいわゆる「死生学」が取り上げられている．巷には，死や生(生命・いのち)に関して宗教・哲

学・文学などの面から論じている書物があふれているが，医学・医療という科学の世界から「生命とは，死とは」が論じられているものは多くない．生命倫理的議論を行なううえで，このような知識も重要であると考え，本章ではあえて生命や生命体の死を物理科学的現象として解説した．さらに脳死は新しい死(ネオモート)と呼ばれるように，これまでの死の概念を変えるものであり，医学的観点のみでは御することのできない問題を含んでいる．

　第11章は，命を生み出す「性」が，人間社会の進化に伴い大きく変容してきたことに伴う，さまざまな医学的・倫理的問題を取り上げた．性が単に「子孫を残す」という機能を越え，人間同士の重要なコミュニケーションの役割を担うようになったところから，プロライフ(胎児が生きる権利)とプロチョイス(女性の産む産まないの権利)の相克などの新たな問題が生じてきた．出生の現場に身を置く医療者は，そのような性にまつわるさまざまな生命倫理的問題に無関心ではいられないのである．

　本書末尾の別章では，「生命倫理の基礎」を解説した．臨床の現場においては，さまざまな問題を含む事例の検討や議論がなされるなかから，生命倫理が自ずから生まれてくるものである．その積み重ねの歴史の洗礼を受けて，哲学の一分野として生命倫理の学問体系が形づくられてきた．

　そのなかでも，侵害回避(non-maleficence)，恩恵(beneficence)，自律(autonomy)，公正(justice)の4原則がことに有名である．

　このように本書は，筆者の日々の臨床経験と，患者と患者家族の安寧を願う仲間たちとの考察から編み上げられたものである．しかし，倫理学そのものに素人であった筆者を，啓蒙し勇気づけてくれた恩師・坂上正道教授の支えがなければ，本書が世に出る

ことはなかったであろう．本書を故坂上正道教授に献じ，わずかながらも筆者の感謝の意を表したい．

　2015年　猛暑の夏に逝きし人々を偲びつつ

仁志田博司

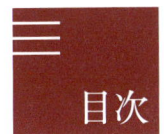

目次

第1章
私がなぜ生命倫理を学ぶようになったか ─── 1
慢性肺疾患で長期人工換気を受ける超低出生体重児の弥生ちゃん　2
わが国の生命倫理の萌芽に立ち会う　5
生命倫理学に欠かせない「ともに生きるあたたかい心」　9

第2章
なぜ生命倫理が医療・看護において重要になってきたか ─── 15
NICUから在宅医療となった18トリソミーの琴美ちゃん　15
なぜ生命倫理が医療において重要となってきたか　18

第3章
予後不良の児に対する倫理的対応 ─── 25
予後不良児とは　25
東京女子医科大学NICUにおける予後不良の新生児に対する倫理的考察からの治療方針：いわゆる「仁志田の基準」　28
日本的な考えに基づくクラス分け　29
「仁志田の基準」の各クラスの解説　30
倫理的考察から治療方針を判断する基本的ステップ　34

予後不良児の倫理的意思決定の実際：髄膜瘤の美樹ちゃん　38
「重篤な疾患を持つ新生児の家族と医療スタッフの話し合いの
ガイドライン」の誕生　42

第 4 章
臨床現場における子どもをめぐる生命倫理の特殊性 ─── 45
なぜ子どもの倫理は特殊なのか　45
ベビードゥ事件とその歴史的意義　46
子どもとは何か　48
子どもの権利と親権　50
子ども虐待をめぐる親権と子どもの最善の利益の相克　52
子どもを対象とする医療・研究の倫理的配慮　55

第 5 章
胎児と超低出生体重児の生きる権利をめぐる生命倫理 ─── 59
妊娠 21 週に母体搬送されて 22 週 3 日で出生した美鈴ちゃん　60
法的観点からの成育限界　63
医学的な成育限界（viability limit）　67
臨床の場で成育限界をどのように考えるか　70
胎児はいつから人とみなせるか　73

第 6 章
出生前診断のもたらす倫理的問題 ─── 77
出生前診断とは　78

高齢妊娠で生まれて
　　　十二指腸閉鎖を合併したダウン症候群のかすみちゃん　　79
　　　出生前診断の方法とそれに伴う倫理的問題　　85
　　　出生前診断にかかわる生命倫理的問題　　98

第 7 章
遺伝子をめぐる生命倫理 ——————————— 107
　　　遺伝子と DNA　　108
　　　ハンチントン病の母親をもつ 40 歳の妊婦，さやかさん　　111
　　　遺伝相談をめぐる倫理的問題　　113
　　　組み換え DNA 技術の発展と科学者たちの倫理的対応　　116
　　　遺伝子治療および幹細胞治療をめぐる生命倫理　　120
　　　クローン人間の非倫理性　　123

第 8 章
生殖補助医療をめぐる倫理的問題 ——————————— 127
　　　生殖補助医療のもたらすもの　　127
　　　ダウン症候群の第 1 子を出産したあとに，
　　　第 2 子妊娠目的で不妊治療を行なった玉緒さん　　129
　　　不妊症および不育症　　131
　　　ART の医学的解説　　133
　　　ART のもたらす医学的問題　　139
　　　ART のもたらす社会的問題　　140
　　　ART をめぐる倫理的問題　　148
　　　性同一性障害と ART による出産　　156
　　　急速な ART の進歩を前に立ち止まって議論するべき時　　158

第 9 章
生と死をめぐる生命倫理：死生学 ──────── 161
　死生学とは　　162
　無脳児を出産した 40 歳の春美さん　　163
　死とは何か　　166
　生命とは何か　　167
　生命体を保つための死：アポトーシス　　170
　生と死の連続性　　172
　Baby K から学ぶ生命倫理的教訓　　174

第 10 章
周産期医療における脳死をめぐる生命倫理 ──────── 177
　脳死の医学的意味と法的意味　　177
　新生児期に脳死(脳死状態)と判定されたゆみちゃん　　179
　脳死臓器移植の歴史と日本での展開　　181
　脳死にかかわる倫理的考察　　185
　日本の脳死臓器移植の未来　　188

第 11 章
性と命の誕生をめぐる生命倫理 ──────── 191
　性の誕生　　192
　性の変容　　193
　女性の妊娠・分娩と社会の対応　　195

第 12 章
生命倫理の背景にある「連続と不連続の思想」―― 199
 臨床の葛藤から生まれた思想 200
 私たちを取り巻く連続性とは 202
 私とあなたの連続性 205
 人間の一生の縦糸と横糸の連続性 207
 物質と生命体の連続性 210
 人間とすべての生物との命の連続性 210
 生と死の連続性 211
 異常と正常の連続性 212
 「連続と不連続の思想」と「あたたかい心」が支える生命倫理 213

別章
生命倫理の基礎 ―― 221
 生命倫理とは何か 221
 生命倫理の基本原則 224

追記 ―― 231
初出一覧 ―― 233
索引 ―― 235

装幀 土屋みづほ

第1章

私がなぜ生命倫理を学ぶようになったか

　アメリカで5年間の小児科の臨床研修を終え，新生児・周産期の専門医資格を取得し帰国した私は，当時新設されたばかりの北里大学医学部に1974年から勤務することを決めた。そこで出会った，慢性肺疾患で半年以上人工換気療法を受けていた超低出生体重児の弥生ちゃん(仮名，以下同)が，生命倫理を考える大きなきっかけを私に与えたのである。

　もちろんアメリカでも，治療を止めなければならない予後不良の新生児や，エホバの証人[*1]の家族による輸血拒否などを経験していた。しかしアメリカでは，そのような高度な倫理的判断については病院全体の方針が決まっており，倫理委員会を開催するまでもなく，経験豊かな臨床倫理専門家(medical ethicist)が患者家族と病院の間に入ることになっていた。そのため，担当医が悩み

---

*1 キリスト教系の宗教組織の1つまたはその信者をさす。世界本部はニューヨーク市ブルックリン区(2015年9月現在)。独自の聖書解釈により，医療とのかかわりでは，「血を避けるように」という聖書の記述に基づく輸血拒否などで知られる。

ながら倫理的観点から治療方針の決定をすることはなかったのである。

事実，帰国して数年経った頃，当時ハーバード大学小児科にいたマリー・エイブリー教授（Mary Avery, 1927〜2011）にたまたま学会でお会いし，倫理的判断の難しさを話したところ，教授は，「医学的な情報を提供して，あとは専門チームに任せるので，私はうしろのほうで見ているだけよ」と笑いながら答えたのである。しかし当時のわが国では，臨床倫理の専門家どころか，「生命倫理」そのものが医学・看護学の学校教育や臨床教育のなかにほとんど含まれていなかった。

本書の最初で，私にとって忘れられない弥生ちゃんの事例を振り返り，私が独学でも生命倫理を学ばねばならなかった理由，さらに周産期・新生児医療において生命倫理がいかに大切であるかの解説としたい。

慢性肺疾患で長期人工換気を受ける超低出生体重児の弥生ちゃん

弥生ちゃんは，35歳の母親の3人目の子どもとして妊娠25週に655gで出生した。最初の急性期は，いくつかのたいへんなエピソードがありながら無事乗り切ったが，抜管がなかなかうまくゆかず，もう6か月も人工換気療法下にあった。慢性肺疾患のX線所見は悪化の傾向を示し，次第に投与酸素濃度も人工換気圧も高まっていった。

現在は慢性肺疾患だけで児が亡くなることはほとんど経験しなくなったが，当時は1970年代であり，人工サーファクタントや

高頻度人工換気装置もなく，またステロイドの知識などもない時代であった。同じような症例をいくつか経験していた私にとって，弥生ちゃんの命はあと1か月ほどであると予想できた。どのように家族にその予後を告げ，どのように対応するか悩んでいた。

弥生ちゃんの状態は1週間ごとに悪くなり，人工換気の設定は限界値となった。誰もが「弥生ちゃんはもう帰らざる河の流れに入ってしまった」と認識していながら，口に出すことがタブーのような雰囲気になっていた。

私は，最期の時には侵襲を加えるだけの蘇生を避けたいと考え，いろいろな病院のNICUの主任クラスの仲間に意見を聞いてみた。その答えは，「最後までやるしかないよ」というものや，なんと「若い主治医たちには無理だから，自分が当直の時に抜管する」というものまであった。

さらにアメリカ時代の上司であったジョンズ・ホプキンス大学のライゼンベルグ教授(当時)に手紙で意見を聞いたが，「君が悩む必要はない。倫理委員会にまかせればよいのだ」との答えであった。しかし，当時の北里大学には，まだ倫理委員会はなかった。

◆ 言い訳のような治療方針

私は，弥生ちゃんの置かれた状態を両親に説明して同意を得たら，あるタイミングで治療を止めることを考え，看護師を含めたNICUスタッフ全員の意見を求めた。ほとんどのスタッフが，「弥生ちゃんの命を助けることはできそうもない」ということは予想していたものの，治療を止めることには少なからぬ戸惑いを見せていた。

私は，これまでの経験や文献的考察を加え，弥生ちゃんの現在

の状態と予後について説明し，このままの治療を続けることは弥生ちゃんの肺をさらに悪くして，時折見せる赤ちゃんらしい笑顔の輝きさえ奪ってしまう結果になることを話した。

　結局，みんなの意見をまとめることができなかったので，肺への障害を少なくすることができるよう人工呼吸器の換気設定を可能な限り下げてみよう，という自分たちへの言い訳のような治療方針を決めた。その3日後に，弥生ちゃんは両親に見守られながら静かに亡くなった。

　看護師たち，特に弥生ちゃんをかわいがっていたある看護師は，「先生，私，納得できません。弥生ちゃんは懸命に生きようとしていたのです」と露骨に私に不快感をぶつけてきた。その言葉は鋭い針のように私の心に突き刺さった。その看護師だけでなく，ほかの看護師も，弥生ちゃんのことがトラウマとなって業務に支障をきたすおそれさえあるように感じられた。

　医療のプロとして感情に流されない態度をもち続けることは大切であるが，1人の人間として，私もみんなと同じような心の痛みを感じていた。そのことを何らかの形で伝え悲しみを共有しない限り，これからのNICUのチーム医療に亀裂が生じるかもしれないと考えた。

◆ 弥生ちゃんの経験を生かさなければならない

　数日後に，慰労会を兼ねて弥生ちゃんのことを話そう，とその看護師を含めた何人かの看護師を食事会に誘った。最初に私が慢性肺疾患の病態生理や長期例の成績などの少し硬い話をしたが，やがてアルコールが入ると，みんな思い思いに弥生ちゃんのことを涙ながらに話し出した。自分たちの無力感もさることながら，

医療というものは，このような悲しみを含むものであることを，さらに医師も看護師も，みんな同じ思いを共有していることを，その時私たちは確かに感じていた。

これからも弥生ちゃんと同じような，私たちの力では救命できない症例に遭遇するであろう。その時に，この弥生ちゃんの経験を生かさなければならない。それは医学的にどうするかということ以外に，医療者として，予後不良の児を倫理的な観点からどのように受け入れるか考えるということであった。アメリカのように倫理的判断において私たちをサポートするシステムがない日本では，自ら考え学ばなければならないことを強く思った忘れ難い経験であった。

わが国の生命倫理の萌芽に立ち会う

1970年に創立された北里大学医学部は，戦後に新設された最初の3つの医学教育施設の1つであり，私が見てきた多くのアメリカの一流施設に引けを取らない，世界最先端のレベルを備えていた。

◆ 坂上正道教授との出会い：日本の生命倫理の最先端に触れる

その北里大学医学部の設立(1970年)にあたって，構想の段階から中心人物の1人としてかかわっていた小児科初代教授の坂上正道先生(1926〜2006，以下，坂上)は，当時すでに「医療と看護には生命倫理が必要である」という明確な考えをもっており，北里大学病院開院(1971年)当初から著名な哲学者・宗教家・作家らを招聘して，「医と哲学を考える会」という個人的な小勉強会を

年に数回開催していた。倫理は哲学の一部門であるから，それは「医の倫理を考える会」と読み替えてもよい会であった。その内容がいかに高度で先進的であったかは，のちにその講演抄録集が丸善出版から『医の心：医の哲学と倫理を考える』全7巻（北里大学病院 医の哲学と倫理を考える部会編，1984～1990）として発行されていることからもわかる。私もその会に参加して，多くの知識だけでなく，臨床の現場においても生命倫理を考え続ける習慣を身につけることができた。

坂上は，1983年に，わが国最初の生命倫理に特化した研究所である「医学原論研究所」を北里大学に創設し，医事法の世界的権威であり文化功労章受賞者である唄孝一博士（ばいこういち）（1924～2011）を所長兼教授として招聘した。私は月に一度，坂上と唄博士が昼食をとりながら談笑する機会のお相伴にあずかり，耳学問ながら高度な生命倫理の断片を学ぶ僥倖に浴した。アメリカでの臨床研修中に医療における生命倫理の重要性は肌で感じていたものの，それに関する系統立った勉強はしてこなかった私は，2人の会話に混じる生命倫理学の基礎的な内容や聞き慣れない専門用語がわからないことが多く，まさに門前の小僧がお経を聞いている内に何となく理解するようになる，という様相であった。

当時のわが国では臨床にかかわる倫理委員会[*2]はなく，弥生ちゃんのような症例に遭遇して途方に暮れていた私が坂上に邂逅したことは，まさに天の恵みであったと感謝している。

[*2] 1982年に徳島大学医学部に初めて設置され，1992年までに全国すべての医系大学に広がった。また一般病院にも設置が広がっていった。

◆ 北里大学病院倫理委員会の発足

　坂上が中心となって北里大学に倫理委員会ができたのは 1992 年であり，当時約 80 あった医系大学のなかでいちばん最後であった。設立まで時間がかかった理由は，わが国最高の倫理委員会とするために議論に議論を重ねたからであった。

　設立当時の北里大学倫理委員会は，ABC の 3 つのレベルの小委員会に分かれていた。特に A 委員会(「医の倫理委員会」)は他に類を見ない特徴的な委員会であり，日本のトップレベルの学識経験者が委員となって，「生命とは，死とは，人間とは」など，生命倫理の基礎的な事柄に関し議論を重ねる場であった。

　B 委員会(「研究・治療倫理委員会」)は，脳死やエホバの証人の事例に遭遇した際の，組織としての大学医学部および病院の基本的な考え方や対応をあらかじめ議論しておき，その事案に対する共通の認識としておくものである。C 委員会(「運営委員会」)は，多くの病院にある倫理委員会レベルのもので，ある倫理的判断が必要な事例が発生した時に対応する委員会である。

　現在は大きな病院ならばどこにも倫理委員会があり，重要な臨床事例や研究に関して倫理的判断を行なっている。しかしその内のどれほどが，坂上が考えた理想の倫理委員会の姿をしているだろうか。近年，私が他大学の倫理委員会に出席した時に，ある委員が「医者なんだから，現場で自分の責任で判断してくれればいいんだがな」と口にするなど，倫理委員会の仕事を事務的なものと考えていることに驚いたのを思い出す。

◆ 早稲田大学で学ぶ：木村利人教授との出会い

　日本生命倫理学会(1988 年発足)ができるより前の 1985 年に，

坂上は日米両国の一流の生命倫理学者を招聘して，北里大学で「日米バイオエシックス・シンポジウム」を開催し，最先端の生命倫理の高度な議論に接する機会をわれわれに与えてくれた。そのシンポジウムの企画・運営の中心となったのが，木村利人先生(1934〜，以下，木村)であった。

木村は，早稲田大学人間科学部教授として赴任したばかりの新進気鋭の生命倫理学者であった。しかも，アメリカでもバイオエシックスの研究ではトップとみなされている，ジョージタウン大学の教授を兼任していた。

日本にも古くからの生命倫理的な考え方があり，また欧米の情報として生命倫理を紹介した学者はたくさんいる。しかし思想のレベルを超えた学問としての「バイオエシックス」を日本に導入したのは木村である，と私は確信している。

◆ 学問としてのバイオエシックス

バイオエシックス(bioethics)は，ラテン語の biosu(命) と ethics(倫理)の合成語であるところから，一般的には「生命倫理」と訳されている。しかし，日本語の「倫理」には「エチケット」や「社会通念」のような意味もあるところから，木村はカタカナの「バイオエシックス」を用いることを提唱している(別章，p.221 参照)。

バイオエシックスは学問である。そのため，例えば「なぜ人間や命は尊重されなければならないのか」という命題を，単に「人間の命は地球より重い」というような観念的な言葉でなく論理的に説明している。また，重篤な患者が死に瀕した時にどのように対応すべきかを，単に「かわいそう」といった感情的な判断でな

く，医学的な情報を基礎に，患者を取り巻く家族をはじめとした社会的環境などを加味して，倫理的判断をするのである．

バイオエシックスという学問は，これまで倫理的議論がなされないまま，その場の雰囲気に流されて「何となく」で判断されていた事柄について，医療者と患者家族だけでなく，われわれを取り巻く社会にも受け入れられるように，具体的な内容を含む共通の言葉で議論することを可能にした．そのような議論のプロセスを踏めば，結果的によい方向に進む判断ができるのである．さらに大切なことには，その経験と資料（データ）の積み重ねが次の事例に生かされ，よりよい対応を生み出せる．まさにそのことが，「生命倫理は学問である」と言われる所以である．

生命倫理そのものは，単に医学のみならず，絶滅危惧種をめぐる問題や，レイチェル・カーソン（Rachel Carson, 1907～1964）の『沈黙の春』に代表される環境破壊に関する議論なども，その範疇に含む．人間の活動が生態系へおよぼす影響は，われわれ自身の健康にもかかわることが知られており，私たち医療者も広い意味の生命環境に関心をもつことは大切である．しかし本書で論じる生命倫理は，医学・医療における事柄に絞っているところから，それは医の倫理（medical ethics）とも呼ぶことができる．

生命倫理学に欠かせない「ともに生きるあたたかい心」

このようにバイオエシックスは，単なる思想や概念でなく「生命倫理学」という学問であるが，それを臨床の現場に応用する時には，データや理屈だけで決めるような冷たい倫理的判断だけでなく，人間的な「相手を思う，ともに生きるあたたかい心」の大

切さを忘れてはいけないと私は考えている。その背景にあるのは，本書のタイトルにもある「連続と不連続の思想」であり，私が生命倫理を考えるうえでもっとも大切なキーワードであるところから，第12章で詳しく解説する(p.199)。

　この「あたたかい心」は，これまで個人的な経験に頼っていた医療に EBM(evidence based medicine[*3])の考え方が導入されたあと，そのデータに偏った冷たさに，人間的判断を加える NBM(narrative based medicine[*4])が加わったことに類似している。すでに医療の進歩に伴い，NICU における重症児などへの対応だけでなく，脳外科や心臓外科など一般の診療科においても，患者の権利や尊厳を考えなければ医療はやっていけない時代になっている。生命倫理の知識と考え方を学ぶことが，いかに大切かはいうまでもない。

　私がアメリカ留学を終え帰国した当時は，前述のように生命倫理の重要性を認識していた北里大学においても，弥生ちゃんのような事例に遭遇して悩み苦しむ医療現場に対して，医療倫理面からサポートしてくれるシステムはなかった。「日本では自分で生命倫理を学ばなければならない」という強い思いと焦りを感じていた時に，坂上の紹介で木村の知遇を得て，その門下生としてバイオエシックスを学ぶこととなったのは，まさに幸運としかいいようがない。

　私が正式に早稲田大学人間総合科学部研究員(生命倫理)となったのは，東京女子医科大学(以下，女子医大)に赴任した1984年

[*3] データ上で正しいとされる学問的証明に基づく医療。
[*4] 1人ひとりがもっている人生の物語に沿った考え方に基づく医療。

からであった．さらに早稲田大学創立100周年(1982年)記念事業として創立された早稲田大学人間総合研究センターの客員研究員として，1987年より**表1-1**に示すような医学以外の分野の方々に加わってバイオエシックスの研究に携わることとなった．このことは，バイオエシックスは生命科学の知識だけでなく，人間を取り巻くさまざまな学際的な分野との接点が必要であることを物語っている．

◆ **「バイオエシックス・チュートリアル」講義**

1996年から女子医大において，早稲田大学との「合同バイオエシックス・チュートリアル」による生命倫理の授業が開始され，2015年の現在も続いている．

チュートリアル(家庭教師方式)という教育方法を用いたこの授業では，丸善出版から出ている『生命倫理を考える：終わりのない7編の物語』(カナダ国立映画制作庁，1995/2009)という映像教材を使っている．その教材から選ばれたテーマのなかで，学生

表1-1 早稲田大学人間総合研究センター「生命医科学技術における人間の価値観と政策過程」(略称バイオエシックス)プロジェクトメンバー

メンバー		所属(当時)	専門
木村利人	研究員(代表)	早稲田大学人間科学部教授	バイオエシックス
牛山積	研究員	早稲田大学法学部教授	民法・環境法
富永厚	研究員	早稲田大学法学部教授	哲学
曽根威彦	研究員	早稲田大学法学部教授	刑法
浦川道太郎	研究員	早稲田大学法学部教授	民法
仁志田博司	客員研究員	東京女子医科大学教授	周産期学・小児科学
土田友章	客員研究員	名古屋聖霊短期大学助教授	宗教学・比較文化論

国際 Bioethics Network Newsletter. 1(1)，1989年7月号より

たちが自由に問題を探し出し，議論して解決法までたどり着くという過程において，私と早稲田大学の生命倫理学講師がチューターとなり，学生が間違った方向に行かない程度に見守る形式である．この方法は，いわゆる正解というものがない生命倫理を議論し学ぶには，もっとも適していると考えられる．

　この授業では，学生たちとともに興味深い経験をすることができた．例えば，医療現場での問題解決について，1回目の授業では，女子医大の多くの4年生は「医療者は専門家であり，患者の訴えに惑わされず自分で決めるべきだ」という考えをもっていたが，早稲田大学の大学院生の多くは，「医療者は患者が何を願っているか読み取って問題を解決するべきだ」という意見であった．ところが2回目の授業になると両者が逆転し，医学生の意見は「患者の気持ちをもっと考えるべきだ」という方向に，また早稲田の学生は「医療は人の命に直結するのであるから，医者の意見を尊重しなければいけない」という方向に変わったのである．

　このように同じ問題であっても，医学的な内容を重視する考え方か，患者の心情を重視した考え方かによって，当事者(患者・家族・医療者)たちの受け取り方は大きく変わるのである．生命倫理の議論においては，ある答えを出すことよりも，その考えに至る経過がいかなるものであったか，すなわち患者のためにという思考過程であったかどうかが大切なのである．

文献
1) 木村利人：いのちを考える ―― バイオエシックスのすすめ．日本評論社，1987．
2) 仁志田博司：新生児医療における生命倫理．新生児学入門(第4版)．医学書院，141-150, 2012．

3) 北里大学病院医の哲学と倫理を考える部会(編)：医の心 ── 医の哲学と倫理を考える 全7巻. 丸善出版, 1984-1990.
4) 仁志田博司(編)：出生をめぐるバイオエシックス ── 周産期の臨床にみる「母と子のいのち」. メジカルビュー社, 1999.
5) レイチェル・カーソン著：青樹簗一訳：沈黙の春. 新潮社, 1974.

第 **2** 章

なぜ生命倫理が医療・看護において重要になってきたか

　第 1 章では，イントロダクションとして，私が周産期医療に従事するなかで「なぜ生命倫理を学ぶようになったか」という個人的な話をしたが，本章では，医療現場で生命倫理が必要となってきた歴史的背景を取り上げ，現在では生命倫理的素養がなければ適切な医療を提供できない時代になってきたことを伝えたい。
　最初に，私が実際の医療現場で経験した忘れがたい症例を提示する。

NICU から在宅医療となった 18 トリソミーの琴美ちゃん

　琴美ちゃん(仮名，以下同)は，妊娠 37 週で自然経腟分娩により出生した 2100 g の女児である。1980 年当時は，超音波などによる出生前診断が普及しておらず，18 トリソミーなどの染色体異常が疑われたのは出生後であった。琴美ちゃんの状態は比較的安定していたので，まず母親に分娩室で面会してもらい，「心臓に

病気があるようなのでNICUに入院してもらい検査したうえで，またお話しします」と伝えた。

　琴美ちゃんには特徴的な指の重なりなどがあり，臨床的には18トリソミーに間違いないと思われたことから，翌日，両親が揃ったところでその可能性を告げた。家族にとって，生まれたばかりの子どもが18トリソミーという聞き慣れない病気である可能性を指摘されることはショックであろう。しかし，臨床的に診断が間違いないと考えられる場合は，染色体検査を待つ間にその告知を故意に避けることは，必ずしも家族にとってプラスにならず，むしろ不安や不信感をもたらす。そのため私たちは，医学的に明らかとなった時点で両親にきちんと伝える方針をとっていた。

　1週間ほどあとに検査の結果が出たので，家族に18トリソミーの医学的な説明を行なった。この時，すでに両親はこの病気のことを自主的に学んできており，落ち着いて事実を受け止めていた。

◆ **短い予後を考慮して在宅で緩和的治療**

　琴美ちゃんには大きなVSD（心室中隔欠損）以外の重篤な合併症はなく，哺乳力が弱いので経管栄養とした以外，特別な治療はしていなかった。そのため，経管栄養を含めた全身管理は，家庭でできる範囲と判断され，生後1か月過ぎに退院となった。

　退院後は，私の外来で定期的に観察し，発熱などで救急外来を受診した時も私に連絡が来るようにしており，極力入院をさせないように，また入院しても簡単に挿管などはしないようあらかじめ申し送りをしていた。それは，琴美ちゃんの予後を考慮して「緩和的治療に留め，可能な範囲で在宅医療を行なう」という，家族

との話し合いで決めた基本的管理方針によるものであった。

　幸い琴美ちゃんは，呼吸器感染のため数回の短い入院があった以外は，家族みんなにかわいがられ，余命6か月という私の予想を大幅に超えて，1歳の誕生日を迎えるまでになった。

　その頃，外来を受診した琴美ちゃんが，すばらしい笑顔を私に見せてくれた。それは今まで多くの18トリソミー児を診てきた私にとっても初めての経験であったことから，これまでの緩和的治療方針でよいのか再検討する必要があると考え，心臓手術の可能性を専門医と再度相談することを両親に提案した。しかし両親の答えは，「ありがたいお言葉ですが，私たちも琴美も十分幸せですので，このままの状態でお世話になりたいのです」というものであった。

　その後，琴美ちゃんは，2歳の誕生日を過ぎて間もなく，自宅で家族全員に見守られながら静かに亡くなった。

◆ 両親からの手紙「すばらしい2年間の人生でした」

　琴美ちゃんが亡くなってしばらくして，両親から手紙が送られてきた。そこには，琴美ちゃんの笑顔の写真とともに，「先生や看護師さんはじめ，多くの方々のやさしさに包まれた琴美の2年間の人生は，私たちの三十数年の人生よりもすばらしいものであったと思っています。それ以上に，琴美はみんなに生きることのすばらしさを教えてくれました」と綴られていた。

　その手紙を読んで，私は久しぶりに涙した。もし医学的に可能だからと手術することを説得したら，たとえ琴美ちゃんが数年長く生きたとしても，家族は違った生活スタイルとなり，両親がこのような手紙を書くことはなかったのではないかと思った。

今も私の机の前には，あの琴美ちゃんの笑顔の写真が貼ってあるが，それは自慢ではなく，「本当にあれでよかったのか」と当時の自分の判断を問い直し考え続けるためなのである。

なぜ生命倫理が医療において重要となってきたか

「医は仁術」の言葉に代表されるように，わが国にも昔から「患者のために」を第一義に考える基本思想があった。しかし，その思考は医療者側からの一方的なものであった。現在のように医療者と患者側がほぼ対等に「何がベストか」を議論するようになったのは，受け身の立場であった患者の人権を考慮する生命倫理が生まれてきたからである。

◆ 急激な医学の進歩が生命倫理を必要とした

1727年に写真の原理（塩化銀の感光性）が発見されてから，1839年に写真機が発明されるまでには，100年以上もの時間を経ている。それでも実際に写真が世に出た時には，写真を撮られた者が「魂を吸い取られた」と不安がったり，写実派の画家たちが「職を奪われる」と騒動を起こしたという。

一方で，1939年に核分裂の連鎖反応が発見されてから，1945年に原子爆弾が初めて使われるまでは，わずか6年の間しかなかった。あまりに急速な科学の進歩故に，人類にもたらすその恐ろしい影響を考える時間的余裕が人々になかったのである。現在でも，原子力の利用に関する議論は混乱を極めている。

医療においても，脳死臓器移植や生殖医療は，まず技術が先行し，社会がそれを十分理解し受け入れる前に臨床に応用されてい

るところから，その是非をめぐって議論が発生している。

　このように，命や人間の基本的な事柄に抵触する新しい医療・医学の進歩が，社会がそれを十分に咀嚼する前に臨床現場に現れた時，その是非に関して混乱が起こる。それが，生命倫理が生まれる背景の1つである。

◆ 医療における選択肢の増加

　現在は乳がんの治療において，手術以外にも放射線療法，化学療法，温熱療法，免疫療法など種々の選択肢があり，患者は専門医の意見を聞きながら，どれが自分に合っているかを選ぶことが可能である。しかし一方では専門医にとっても，新しい治療法の医学的評価が定まっていない段階では，どれがその患者に適しているかは必ずしも明言できない。さらに置かれた境遇や条件によって，その患者にとってどの治療がベストかという答えが異なってくる。

　例えば，患者が25歳のピアニストで，半年後にこれまでの生涯の夢であるカーネギーホールでのリサイタルを控えている場合，医師は命が大切だからと手術を強く勧めるべきだろうか。あるいは患者が「命より大切なリサイタルだから」とすべての医療を拒否することを容認するか。その選択においては，単なる医学的データを超えた多くの要素を含んだ考察と議論が必要となる。

　かつては，「病気を治す」という医学的な目的を満たすことだけに主眼を置いていたが，現在では，患者の生き方や取り巻く社会の受け入れ方を考慮することの重要性が理解されるようになり，どの選択肢がその患者にとって適切であるかを倫理的観点から議論する時代となっている。

◆ 医療に対する社会の認識の変化：父権主義から自律主義に

　私の父は，70年前に田舎で開業医として働いていた。その頃の患者は，質問することさえ医師に対して礼を失することであるかのように，父の治療を無条件に受け入れていた。それは「お医者様に診てもらう」という言葉に代表される「父権主義」（パターナリズム：paternalism）と呼ばれる医師–患者関係であった。文字通り父親と子どものような関係であり，医師は多少強面であるが子ども（患者）のためを思って医療を行なうものとされていた。

　たしかにこの父権主義には，医療者と患者間の依存関係に，ある種の安心感を生むというプラスの面がある。しかし現在は，医療者だけでは，その患者に最適な治療を決めることが容易ではない時代になっている。

　例えば前述のピアニストは，リサイタルまで免疫療法など非侵襲的な治療を受け，そのあとに，手術などの侵襲的な治療を受けることを自ら選択し，医療者に依頼することが可能である。さらに，そのような患者側の意思表示と積極的な医療への参加があれば，医療者側の一方的な選択よりも，よりよい治療効果をあげることが期待できる。

　このようなことが可能となったのは，これまでの職人技のような経験主義の医療から，医学の進歩に伴い科学に裏打ちされた医療へと変革したことが大きな要因である。素人の患者も，医師の説明を聞き本やインターネットから情報を得て学習することによって，ある程度のレベルまでは自分の病気や治療などについて理解できる。このことから，自分の身体に対する検査や治療を自分で選ぶことが可能となったのである。

　インフォームド・コンセント（informed consent）も，専門家であ

る医療者から，患者が自分の健康状態や受けるべき治療法の内容の説明を受け，それを理解したうえで自らの選択をするものであり，今では「説明と同意」のレベルを超えた「理解と選択」が正しい訳語と考えられるようになった。

個人の権利を守るという意識についても，その変化の歴史をみると，権力者(国家や大企業)の手から庶民が自分の権利を守ろうと立ち上がる市民革命や消費者運動に端を発している。医療を取り巻く意識の変化もまた同様に，権威者である医療者に対して弱い立場にあった患者が「自分の健康や自分の命は自分で守る」という権利に目覚めたことによるもので，それは医療に関する「自律主義」(オートノミー：autonomy)と呼ばれるものである。このような父権主義から自律主義への思考の変換の過程で，生命倫理的議論が沸き立ったことは十分理解できるであろう。

◆ 生命や人間に対する基本的な価値観の変化

私たちが生きていくうえでもっとも重要な価値観は，生命と人間に関するものであろう。これらもっとも基本的な事柄にかかわる近年の医学・医療の進歩は，これまでの私たちの考え方に極めて大きな影響をおよぼし，それらをめぐるさまざまな生命倫理的議論がさかんになってきた。

第12章で改めて詳しく論じるが，今日では生命と物質，さらにアメーバなどの原始生命体と人間が，生命体として連続した存在であることが学問的に示されている。しかし倫理的議論にのぼるのは，「生きている人間」を絶対視する価値観である。たとえ人間でも，死んでしまえば「死体という物体」であり，逆に受精卵という1個の細胞でも，人間とみなされればその価値観の範疇と

なり倫理的議論の対象となる。

　DNAそれ自体は物質であるが，それが細胞内環境で生物と同様なふるまいをするところから，またDNAに書き込まれている遺伝情報がその患者の個人情報であるところから，その扱いにおいて「生きている人間」と同様の倫理的配慮が論じられている。

　「受精卵は人間か」という議論もしばしば行なわれる。京都大学の山中伸弥教授によるiPS細胞技術[*1]は，受精卵を操作することは倫理に抵触するという考え方から生まれた手技である。さらに現在の生殖補助医療の進歩は，神聖なものとみなされている人間の誕生の過程において，どこまで人工的な操作が許されるかという大きな倫理的議論を喚起している。

　一方，人間の死においてもさまざまな議論が起こっている。動いている心臓を臓器移植のために取り出す行為が殺人にならないために，脳機能が停止した時点で法的に人の死とする「脳死」という新しい死の定義が，日本でも1997年に認められたことは記憶に新しい(第10章, p.182参照)。

　このように私たちが従来もっていた生死の区別や，「どこから生命と呼ぶか」など，毎日の生活に直結した基本的な価値観が，医学・医療の進歩の名のもとに急速に変化しているところから，多くの生命倫理的問題が生じている。

[*1] 従来のように受精卵から万能細胞を作るのではなく，線維芽細胞(この場合は皮膚細胞)から作成する技術。2012年ノーベル医学・生理学賞を受賞。

第2章 なぜ生命倫理が医療・看護において重要になってきたか

文献
1) 仁志田博司(編):出生をめぐるバイオエシックス ―― 周産期の臨床にみる「母と子のいのち」.メジカルビュー社,1999.
2) 福岡伸一:生物と無生物のあいだ.講談社,2007.
3) 家永登,仁志田博司(編):周産期・新生児・小児医療(シリーズ生命倫理学7).丸善出版,2012.
4) 仁志田博司:新生児ケアにおける倫理とチーム医療.助産雑誌,64(12):1126-1132,2010.

第 3 章

予後不良の児に対する倫理的対応

　新生児医療の現場においては，すでに1，2章で紹介した事例のように，予後不良の症例に遭遇することは珍しくない。その対応には医学的判断に加え倫理的考察が不可欠であるが，アメリカとは違って医学教育・臨床教育に倫理学が欠落していたわが国の医療現場では，ほとんどの医療者はどう対応したらいいのか途方に暮れていた。

　残念ながら，現在も，多くの周産期医療施設において医療者が同様な倫理的問題に直面している。そこで本章でも事例を挙げて，この重要な問題に焦点を当てつつ私の考えを述べる。

予後不良児とは

　「予後不良」という言葉には，どんなに治療を加えても，あと何日も生きられないであろうという「生命予後」，生命は維持できても生きていくうえで必要な能力が著しく損なわれるという「生命の質(QOL)の予後」，さらに家族や社会にとって経済的・精神的

に背負いきれない重荷となるという「社会的観点からの予後」が含まれる。特に胎児・新生児においては、その児を一生ケアする家族に、生命予後や障害の程度（QOL）だけの議論を押しつけることは適切でなく、児が養育される家庭環境までを含めた社会的観点から予後を考察することが必要である。

◆ その児が置かれた環境での最善を考える

　予後不良の判断に関して、「今の日本では500gの超低出生体重児の救命が行なわれているが、アフリカでは1500gの子どもでも予後不良と判断され治療を受けられない。これは不公平ではないのか」という議論がなされることがある。しかし、このように社会的背景が異なる例について公平性を問題にすることは、臨床的な倫理的判断を行なう議論では論点がずれているといえる。

　現在と50年前の日本を比較しても同じ格差が生じることを考えれば、「児が置かれた状況のもとで、可能な範囲の適切な医療を提供する」という観点から、予後が不良か否かを判断しなければならないのである。

　同様に現在の日本においても、児が生まれた場所が大都会か離島か、さらに3次医療施設か小さな診療所かなどの環境因子によって、予後が大きく異なる現実がある。そのような現実の是非を問うことは別にして、われわれ医療者が大切にすべきことは、児が置かれた臨床現場で、医療レベルや取り巻く環境因子を考慮して「児の最善の利益」（best interest for the baby）を考えた結果、予後不良か否かの判断を行なうことである。これが「倫理的観点から行なう予後判定」となる。

第 3 章　予後不良の児に対する倫理的対応

◆ わが国における予後不良児に対する倫理的対応

　私は，1984 年にワシントンで開催された胎児・新生児の倫理的問題のシンポジウム(Emerging Ethical Problems on Fetal and Neonatal Medicine)に日本代表として招聘された際に，その発表資料のため「わが国の NICU で予後不良の事例において恣意的に治療中止を行なったことがあるか」という調査をした。その結果，ほとんどの施設から「行なったことがある」という返答があったものの，その決定は倫理的議論のプロセスを踏まずに，スタッフ間の個人的な判断，いわゆる「阿吽の呼吸」で行なわれていることが明らかとなった。

　また，1986 年 7 月に行なわれた第 89 回日本小児科学会学術集会において，女子医大 NICU の開設以来 1 年 6 か月の間に 507 名が入院して 18 名が死亡したが，そのうちの 8 名(44％)は倫理的検討のうえで医療方針が定められたことを発表した。実はこれは，日本で最初の"人為的な生命操作"といえる事実の学会発表であった。そのため，どんな意見や批判が出るか緊張し，その前夜はよく眠れないほどであったが，発表のあとの質疑応答は簡単な医学的な質問だけであっけなく終わった。私は，「みんな同じような経験をしているはずなのに，どうしているのであろうか？」と不思議に思ったが，のちに聞いてみると，当時の他院の NICU では，生命倫理的議論がほとんどなされていないということであった。

　このような経緯があり，私たちは，翌年の 1987 年に「東京女子医科大学 NICU における予後不良の新生児に対する倫理的考察からの治療方針：いわゆる『仁志田の基準』」を作成した。それから数年後，脳死・臓器移植などがマスコミにも取り上げられるよ

うになり，医療の世界でも「患者にどのような死を迎えさせるか」ということが論じられるようになった。そのような時代になって，私たちが提唱した「治療方針」は，ようやく市民権を得たのである。

東京女子医科大学 NICU における予後不良の新生児に対する倫理的考察からの治療方針：いわゆる「仁志田の基準」

◆ 作成の過程と背景

これまで助からなかった重症新生児や超低出生体重児が救命されるようになると，「治療を行なうことがその児や家族の安寧につながるのか，単に医療者のエゴで行なわれているのではないか」と悩まざるをえない事例に少なからず遭遇する。当然，「命の尊厳を考えればできる限りのことをすべきであり，医療者が人の命を左右する判断をするのは僭越である」という考えもある。しかしすでに述べたように，現在の医療現場においては，そのような考えでは制御しきれないレベルにまで技術が進歩していることは明らかである。その場しのぎに主治医の判断で重大な決定をするのではなく，システムとして施設全体で議論すべきであり，その議論の糧となる規範（code）をあらかじめ定めておく必要がある。

1987年に作成したこの「東京女子医科大学 NICU における予後不良の新生児に対する倫理的考察からの治療方針：いわゆる『仁志田の基準』」（表3-1）は，先行論文であるイェール大学ダフ教授らの「NICU における予後不良児に対するクラス分け」（Duff RS, Campbell AG, 1973）を参考として作成された。ダフの論文の

第 3 章　予後不良の児に対する倫理的対応

表 3-1 東京女子医科大学 NICU における予後不良の新生児に対する倫理的考察からの治療方針：いわゆる「仁志田の基準」

クラス A	可能なあらゆる治療を行なう（積極的医療）
クラス B	過剰な侵襲的治療は行なわない（制限的医療）
クラス C	現在行なっている以上の治療は行なわず，一般的養護に徹する（緩和的医療）
クラス D	すべての治療を中止する（看取りの医療）

クラス分けは，①あらゆる治療を行なう，②限られた治療を行なう，③すべての治療を中止するの 3 段階であったが，女子医大の基準は日本の現状を考慮して，もう 1 段階を加えた 4 段階としたものである。

日本的な考えに基づくクラス分け

　この「仁志田の基準」には，「現在行なっている以上の治療は行なわず，一般的養護に徹する」という段階の"クラス C"が加えられている。当時のわが国では，死に至る可能性のある医療方針を決定した医療者を援護する法的環境が整っていなかったことと，社会的な通念として医療者が患者の死に至る行為を実施することに対する嫌悪感があったところから，ダフの基準における「すべての治療を中止する」という決定ができなかったのである。積極的な治療という「鉾」を納めて自然の流れに任せるこの"クラス C"は，苦肉の策であったが，しかしそれ以上に，日本的な考えに基づく倫理的判断として必要であると考えたのである。

　前に述べたワシントンでの生命倫理学会で，わが国の"クラス C"の経験を発表した時には，アメリカ側の参加者から，「予後が

悪いと判定されたあとにも治療を施すことは，真綿で首を絞めるようなプロセスである以上に，限られた医療資源の無駄遣いである」と批判を受けた。しかし，ヨーロッパからの参加者には，治療（cure）ができないことが明らかとなった時点で看護（care）にギアチェンジすることは，家族が児の死を受け入れるのに必要なステップである，と一定の理解が得られたのであった。

「仁志田の基準」は，その後から現在に至るまでわが国のNICUに広く普及してきた。1999年には淀川キリスト教病院の船戸正久が，"クラスC"を「緩和的医療」，"クラスD"を「看取りの医療」と命名して自験例を発表している。近年は，社会的議論の洗礼を受けて脳死臓器移植が法制化されたこともあり，絶対的に予後不良な事例に"クラスD"を採用することも可能となっている。

「仁志田の基準」の各クラスの解説

◆ "クラスA"と"クラスB"

"クラスA"の対象はほとんどの患者であり，侵襲的な医療も高額な医療も社会的・経済的条件が許す限り，救命を目指して可能な限りの医療を行なうものである。

"クラスB"は，出生時から一生人工換気療法を必要とする先天性ミオパチーなどのように長期予後が不良な疾患をもつ児が対象であり，心臓手術や透析治療などを施すことは，延命効果よりそれによる侵襲のマイナスが大きいと考えられる場合である。

◆ 緩和的医療"クラスC"の原則と誤解

"クラスC"は，極めて重篤な疾患を有し，短期的にも生命予後

が不良であることが明らかで，残された命の時間を痛みやストレスをできるだけ加えないで安らかに過ごさせる対応であり，自然の流れのなかで生を全うしてもらうことに価値を置いたものである。これ以上治療を続けても回復が望めないので，積極的な治療を止める「撃ち方止めの医療」，あるいは管理方針を治療から看護に切り替える「cureからcareへの医療」とも呼ばれる。

　一般的養護とは，「保温，栄養，清拭，愛情と尊厳」の提供である。これまで行なってきた治療(酸素投与，輸液，投薬など)の継続に関しては事例ごとで異なり，原則的には状態に急変のない範囲で漸減していく。採血などの検査に関しても同様で，必要最低限に留めることが原則であるが，最終的には中止する方向で進める。

　私の初期の論文(仁志田，1987)では，わが国ではまだ倫理的考え方そのものが目新しい時代であったところから，"クラスC"を理解してもらうために，議論の対象となりうる例として18トリソミーなどの具体的な疾患名を挙げた。その後，この基準が広まるにつれ，その論文をマニュアルのように用いてクラス分けをする施設が出てきたところから，論文で挙げた疾患名が独り歩きして，その疾患の患者団体や家族の会などから非難される原因となった。ようやく現在では，倫理的議論によるクラス分けは，ステレオタイプに疾患名で判断するのではなく，事例ごとに臨床所見や取り巻く家庭環境などを加味して判断がなされなければならない，ということが理解されるようになった。

◆ **看取りの医療"クラスD"**
　"クラスD"は，臨床的にすでに回復や治癒が望めない状態の

みならず，極めて短期間で死に至ることが明らかであると判断される症例において，治療を続けることが無益(futile)で児に苦痛をもたらすだけであり，生命維持処置を止めることが児のためにもなる，と判断された場合に選択される。

　出生の時にすでにそのような状態であることが確認され，救命治療を開始しない場合(救命治療差し控え：withhold)と，治療が行なわれている過程で"クラスD"と判断され延命治療を止める場合(延命治療中止：withdraw)がある。withdrawの場合は，すでに行なわれている治療を中止することがwithholdとは感覚的に異なるため，違和感をもたれることもある。しかし人為的に生命操作をする意味では同等であり，どちらがよいか悪いかという議論は正しくない。withdrawの場合においても，きちんと倫理的議論がなされていれば，withholdと何ら変わらない判断である。

　特に出生時には，致死的疾患であるかどうか確実に医学的判断ができない事例に，稀ならず遭遇することがある。その場合は，治療を開始してから再評価し，のちにwithdrawを選択することが臨床現場では勧められる。これは，「間違えるなら安全なほうに間違う」という医療上の原則に沿った考えである。致死的疾患と思って治療を行なわなかったが助かる可能性がある疾患であった場合と，助かるかもしれないと思って治療を開始したが致死的疾患であった場合を比べれば，どちらがより重大な過ちであるかは明らかであろう。

◆ 積極的な生命操作"クラスE"

　近年オランダやベルギーでは，予後不良の新生児に致死量の麻薬を投与する積極的安楽死("クラスD"よりさらに人為的な生命

操作なので，便宜的に"クラスE"と呼ぶ）が法的に認められている。その背景には，オランダなどの臨床の現場で，すでに"クラスE"が実際に行なわれている現状があり，「2人以上の医師が絶対的に予後不良であることを診断する，その医学的内容を記録に残す，公的機関に報告する」などの規制のもとに，合法化され実施されている。

　この"クラスE"については，わが国では法的環境が整っていないので，実施した医師は当然殺人罪の対象となりうる。またそれ以上に，直接死に至ることが明らかな行為を医療手段として行なうことは，国民感情として容認されないであろう。麻薬を痛みや苦しみを軽減するために使用するのと，死に至らしめるために使用するのでは，たとえ結果が同じだとしても，倫理的な正当性はまったく異なる。

　のちに述べる脳死臓器移植も生命操作の範疇に入るが，脳死と判定された時点で行なわれる生命体からの臓器摘出であり，死を早める医療を容認する"クラスE"とは異なる。

◆「仁志田の基準」の運用の実際

　すでに多くのNICUの臨床現場で，「仁志田の基準」を採用した倫理的判断が，後述する基本ステップを踏んで行なわれている。それでも基準を作成した当初は，これまでの「できる限り命を守る」という考えに抵触するために，クラス分けの議論にさえ嫌悪感をもつスタッフが女子医大にも少なくなかった。

　私が女子医大に移った時は，右腕となるベテランの新生児科医師が，私が毎日の回診で倫理的意思決定の重要性を頻繁に話すのを奇異に感じていたと言い，またスタッフ全員でのカンファレン

スにおいて，感情失禁のように看護師が泣き出すこともあった。幸い経験が積まれてゆく内に，クラスCやDの判断によって亡くなっていく子どもと家族が，静かに心を通わす時間がもてることのすばらしさに，むしろ感動さえ覚えるようになり，次第に倫理的意思決定は当然の医療行為としてスタッフ間に受け入れられるようになった。

さらに予後不良児の管理に関する話し合いにおいても，比較的頻度の高い疾患の事例などでは，すでに共通の理解が積み上げられているところからスタッフ間の意思の統一が容易になり，時間的制限がある場合などは全員を招集してのカンファレンスが省略されるほどになってきた。

しかしプロの医療者にとって，技術的に可能なことをしないで死にゆく患児を見守ることは，むしろもっとも難しい医療行為である。それ故その実践においては，児に関与する全員が同じ医療方針を順守することが極めて重要である。スタッフ間の意思の統一が不十分で，"クラスC"とされた児が夜間に急変した時に，当直の医師が交換輸血などの積極的治療を開始することがあってはならない。その意味で慣れに流されず，きちんと話し合いのステップを踏むことの意義を忘れてはいけない。

倫理的考察から治療方針を判断する基本的ステップ
（表3-2）

どのような倫理的判断においても，基本原則は「患者の最善の利益」である。新生児においては，出生からその児とともに生きていく家族，特に母親の状況に配慮が必要であるが，家族の意見

第3章　予後不良の児に対する倫理的対応

表 3-2 倫理的考察から治療方針を判断する基本的ステップ

1. 判断の基準
   患児にプラスになるか（子どもの最善の利益）
2. 判断の情報（以下の情報を収集する）
   ①医学的：治療が可能であるか，後遺症の重篤度
   ②社会経済的：家族の精神的負担，限られた医療資源の有効利用
   ③法的：医療中止および成育限界の法的解釈
   ④倫理的：新生児といえども，生きる権利および尊厳をもって死ぬ権利
3. 判断のプロセス（以下のステップを踏む）
   ①医学的情報を中心としたすべての情報の分析
   ②家族への情報提供とそれに対する家族の意見の分析
   ③スタッフ全員によるカンファレンスによる医療側の判断
   ④その医療側の判断を家族に提示
4. 最終判断
   ・家族の意見を最大限生かした判断を原則とする
   ・医療側と家族側の意見が異なる時は結論を急がない
5. 最終判断による対応
   ・決定されたクラス分けによる医療管理を行なう
   ・最終判断をスタッフ全員に伝え全員が従う
   ・医学的状況の明らかな変化以外，安易な方針変更は行なわない

が児の福祉を損ねてはいけない。

◆ **医学的情報の重要性**

　判断のための正確な情報収集は不可欠で，そのなかでも特に医学的情報が重要である。致死的と考えられた疾患が実は治療可能であることがわかれば，倫理的判断はまったく異なるものになる。その意味で，生命予後および重篤な後遺症の発生確率の判定は，倫理的判断においても重要となる。

また超低出生体重児や胎児の成育限界の法的解釈は，わが国の母体保護法で在胎満22週未満は流産とされるところから，倫理的議論の対象となる児においては，その在胎週数は重要な判断情報となる。

◆ **家族の意見を聞く**

　治療方針決定の過程で家族の考えを聞くことは重要であり，原則的には可能な限り家族の意思に沿う。しかし新生児においては，倫理的判断が問題となる臨床状態が，出生時に突然明らかとなることが多く，家族に情報を提供して意見を聞くまでの時間は短い。それに加えて新生児に起こる致死的疾患は，がんや脳梗塞のように一般の人にも耳慣れた疾患とは異なり，髄膜瘤や18トリソミーのように家族にとって初めて耳にする疾患が多く，理解が行き届かない場合が多い。それ故，多くの家族が医療者側の意見に同意することが多いのは当然で，ほとんどの場合，すでに決まっている医療者側の意見に家族が追認する結果となる。

　その場合に家族は，「治療中止という重大な決定を自分がした」という心の重荷を一生もち続ける。これでは，医療側がすでに決めている決定を，トランプのババ抜きのジョーカーとして家族に渡すようなものである。そこで，その心の重荷は医療側が負うべきとの考えから，私が女子医大の周産期センターの責任者であった時は，医療者として専門的観点から意見を述べ，「家族に最終決定を迫らず，むしろ同意を求める」ことを原則としていた。そのスタイルは医療側の父権主義との批判を受けるリスクがあった。

　しかし近年になって，家族もインターネットなどで迅速かつ簡単に医療情報にアクセスできることや，生命倫理の原則である自

律性(autonomy)に沿って苦しみながらも自分たちで決めることの重要性を踏まえて，家族の理解度や精神状態を勘案したうえで，全面的に最終判断を委ねるケースが増えてきている。

◆ スタッフ間の意思統一を図る

　医療側の意思統一は極めて重要で，1人の主治医や所長が決めるのではなく，カンファレンスを通じて可能な限りその児にかかわるスタッフ全員の同意(unanimous agreement：全員一致)を得ることを原則とする。その決定を徹底させるためと，責任の所在を明らかにするため，カンファレンスの決定を代弁する形でNICU責任者がスタッフ全員にその決定事項を伝え，全員がその方針に従う。このスタイルは，反対の意見が言いがたい独裁者方式であると非難する向きもあるが，カンファレンスの決定を責任者が代弁すると考えれば，それには当たらない。

　倫理的カンファレンスの決定を安易に変えてはいけないが，例外的に，臨床状態の大きな変化(予想外の改善や悪化)があった時や，家族の意見が変わったことなどが明らかとなった時は，再びカンファレンスを行ない，決定を変更することが可能である。

　このように述べてくると，一見厳しい面倒な手続きのように思えるであろうが，カンファレンスを重ねるごとにスタッフ間に共通の理解が積み重ねられ，日常の業務のなかにルチーンのように溶け込んでゆくようになる。

予後不良児の倫理的意思決定の実際：
髄膜瘤の美樹ちゃん

　美樹ちゃん（仮名，以下同）は，妊娠36週，2450ｇで出生した髄膜瘤の女児である。母親は28歳の未婚であり，生物学的父親は母親が働く会社のオーナーであった。髄膜瘤は出生前に診断され，両親ともに妊娠の継続を望んでいなかったが，法的に妊娠を中絶することのできる時期である満22週を大幅に過ぎていたところから自然分娩となった。

◆ 母親の希望で緩和的医療の方針決定

　美樹ちゃんは，開放性の髄膜瘤の所見以外に仮死もなく，感染防止目的で保育器に収容された。母親にとっては望んでいない妊娠であったうえに障害をもつ早産児であったことから，精神的ショックが大きく鎮静剤の投与を必要とした。しかし父親は分娩にも立ち会い，医師と児の予後に関して以下のように話している。

父「手術をしないとどのくらい生きられますか？」
医師「新生児室にいる間はしばらく大丈夫でしょうが，家に帰れば感染で亡くなるでしょう」
父「家に帰るというのは現状では難しいので，ほかにはどんな方法がありますか？」
医師「乳児院を探して里親が見つかるまで待つ方法がありますが，乳児院には手術をしないと送れません」
父「わかりました。経済的には私が責任をもちますので，母親の希望に沿ってやってください」

スタッフによる治療方針判断のミーティングの結果は，「父親が必要性を理解しているのだから，母親が納得するなら手術をするべき」というものであった。しかし母親は，「これ以上あの子に苦しみを与えたくない」と頑なに手術を拒んだ。

　髄膜瘤児を治療したこれまでの私の経験からも，美樹ちゃんは1日何回も導尿され，何度も脳室シャントの手術をされ，麻痺した下肢の整形外科的な治療を余儀なくされる人生を送ることになる。それを考えれば，裁判所の命令を受けてまで母親の意思に反して美樹ちゃんの手術に踏み切ることは，むしろ医療側の意見の押しつけのようであり，必ずしも「児の最善の利益」を考えた判断とはいえないと思った。

　医療チームでの話し合いの結果，感染防止のケアと一般的養護に徹する（"クラスC"）こととなり，母親の精神的負担にならない程度に母乳育児を勧めるなど，母親が美樹ちゃんの養育に参加する援助をすることとした。

◆ 母子関係の成立から方針変更，退院へ

　幸い母乳がよく出るようになり，直接母乳も試みられた頃から母親の美樹ちゃんへの接し方に変化が見られた。1週間後の母親の退院の日に，美樹ちゃんを抱いて母乳を与える母親の目に涙がこぼれていた。「美樹ちゃんはお母さんのおっぱいを待っていますから，毎日面会に来てください」という看護師の言葉に母親はうなずき，それから毎日搾母乳をもって面会に来た。

　美樹ちゃんが赤ちゃんらしい丸顔となり表情が豊かになるにつれ，面会に来た母親が新生児室に残る時間が長くなり，1か月を過ぎた頃に母親は手術に同意した。その時点で"クラスC"は，

「あらゆる治療を行なう」という方針の"クラス A"となった。

　髄膜瘤と水頭症のシャントの手術が終わり状態が安定した頃，美樹ちゃんをどこの乳児院に預けるかについて，ソーシャルワーカーなどを交えて話し合いがもたれた。父親は乳児院を希望していたが，母親は，たとえ父親と離れることになったとしても美樹ちゃんと一緒に生活することを強く望んでいた。私は，「父親のサポートなしで本当に美樹ちゃんを育てることができるのだろうか」と不安に思ったが，看護師たちは「あのお母さんの顔を見れば，大丈夫」と言い，美樹ちゃんは乳児院ではなく母親のもとに退院していった。

　その後，コンプリヘンシブ・クリニック[*1]の代わりに私が美樹ちゃんの複雑な外来診療をコントロールするために，定期的にフォローアップを行なったが，美樹ちゃんは会うたびに，下肢の麻痺がある以外は明らかな障害のない，かわいい子どもに成長していった。母親も，看護師たちが指導してくれた導尿のテクニックや麻痺した下肢の管理などをきちんとこなしており，幸せな母親の顔つきとなっていた。

　私の部屋の壁には，美樹ちゃんと母親のツーショットの写真が，母親の「この子なしには私の人生はありません」という手紙と一緒に貼ってある。それは，一時なりとも美樹ちゃんの治療中止を決めたことに対する，医療者としての自分への教訓のためである。

---

*1 comprehensive clinic：小児科だけでなく外科・泌尿器科・整形外科など複数の専門外来の受診を必要とする事例において，患児がいくつもの外来を回るのでなく，各専門医がその児のために集まって開く外来のこと。

◆ 医療方針の決定が人の運命を左右する

　髄膜瘤は，日本では 2000 出生に 1 例ほど発生し，多くは下肢の麻痺，膀胱直腸障害，水頭症を合併する。超音波による出生前検査による診断が可能となり，わが国では妊娠 22 週以前の場合は法的に中絶ができるところから，その出生頻度は大幅に減少している。近年はアメリカで，その外科的胎児治療が試みられているが，まだ一般的でない。

　イギリスのローバーは，1981 年に自己のそれまでの多くの手術例の分析で，①両下肢の高度な麻痺，②胸椎にかかる髄膜瘤，③脊柱の後彎および側彎，④水頭症，⑤分娩障害，⑥その他の先天奇形を合併した事例は手術適応外とする厳しい「髄膜瘤選択的治療基準」を発表している。しかし，医療技術の進歩と障害児を受け入れる社会の進歩を経た現在では，ローバーの基準は厳しすぎるとされ，参考にはするもののその基準を超えた障害児でも手術の対象とする趨勢になっている。

　美樹ちゃんのケースで，いちばんネガティブな意見を述べていたのは私であった。それは髄膜瘤の児をもった母親がいかにたいへんかということ，母親に十分な決意と愛情がなければ，児も母親もともに不幸になる可能性が高いことを知っていたからである。「"クラス C"として，手術をしないで両親に愛されながら短い人生を終えるのも 1 つの選択ではないか」と考えた。しかし看護師たちの「母乳と子どもの笑顔が女性を母親にする」という信念が，このすばらしい結果をもたらしたのである。外来で美樹ちゃんと母親の幸せそうな姿を見るにつけ，もし"クラス C"の判断のままであったら 2 人の美しい笑顔はなかったと，人為的な医療方針の決定が人の運命を左右する事実に，改めて襟を正す思いである。

「重篤な疾患を持つ新生児の家族と医療スタッフの話し合いのガイドライン」の誕生

　2004年度の厚生労働省・成育医療研究事業「重症障害新生児医療のガイドライン及びハイリスク新生児の診断システムに関する総合的研究」（主任研究者：田村正徳）をベースに，「重篤な疾患を持つ新生児の家族と医療スタッフの話し合いのガイドライン」がつくられた。その10項目を示すが（表3-3），原文には運用上の注意書きが多く添えられているため，ぜひ参照されたい。

　このガイドラインは，医療スタッフと両親の悩みの安易な解消や思考停止を目的にしたものではなく，医療スタッフと家族が子どものためにしっかり悩みながら話し合う目的でつくられたのである。ガイドラインとは，「指針」と訳されるように，医療の方向を示すものであり，具体的に微に入り細にわたって行なうべきことを示すマニュアルではない。すなわち，羅針盤を見ながら正しい方向を探して進むように，自ら考えながらよい医療を求める手助けとなるものである。

　現代は医療者が好むと好まざるとにかかわらず，「どのような死がその患者にもっともふさわしいか」を考え，それを行なうことが医療の一部となっている。先行するいわゆる「仁志田の基準」とこのガイドラインの違いは，前者が一施設において臨床上の必要に迫られて作成された，倫理的考察による医療方針の決定に関するものであるのに対し，後者は多分野の専門家によって作成された，医療者と家族の話し合いに焦点が絞られたものだということである。しかし，ともに患者の最大の福祉を目的として作成されたものであることに変わりはない。

表 3-3 重篤な疾患を持つ新生児の家族と医療スタッフの話し合いのガイドライン（抜粋）

1. すべての新生児には，適切な医療と保護を受ける権利がある。
2. 父母はこどもの養育に責任を負うものとして，こどもの治療方針を決定する権利と義務を有する。
3. 治療方針の決定は，「こどもの最善の利益」に基づくものでなければならない。
4. 治療方針の決定過程においては，父母と医療スタッフとが十分な話し合いを持たなければならない。
5. 医療スタッフは，父母と対等な立場での信頼関係の形成に努めなければならない。
6. 医療スタッフは，父母にこどもの医療に関する正確な情報を速やかに提供し，分かりやすく説明しなければならない。
7. 医療スタッフは，チームの一員として，互いに意見や情報を交換し自らの感情を表出できる機会をもつべきである。
8. 医師は最新の医学的情報とこどもの個別の病状に基づき，専門の異なる医師および他の職種のスタッフとも協議の上，予後を判定するべきである。
9. 生命維持治療の差し控えや中止は，こどもの生命に不可逆的な結果をもたらす可能性が高いので，特に慎重に検討されなければならない。父母または医療スタッフが生命維持治療の差し控えや中止を提案する場合には，1から8の原則に従って，「こどもの最善の利益」について十分に話し合わなければならない。
   (1) 生命維持治療の差し控えや中止を検討する際は，こどもの治療に関わる，できる限り多くの医療スタッフが意見を交換するべきである。
   (2) 生命維持治療の差し控えや中止を検討する際は，父母との十分な話し合いが必要であり，医師だけでなくその他の医療スタッフが同席したうえで父母の気持ちを聞き，意思を確認する。
   (3) 生命維持治療の差し控えや中止を決定した場合は，それが「こどもの最善の利益」であると判断した根拠を，家族との話し合いの経過と内容とともに診療録に記載する。
   (4) ひとたび治療の差し控えや中止が決定された後も，「こどもの最善の利益」にかなう医療を追求し，家族への最大限の支援がなされるべきである。
10. 治療方針は，こどもの病状や父母の気持ちの変化に応じて（基づいて）見直されるべきである。医療スタッフはいつでも決定を見直す用意があることをあらかじめ父母に伝えておく必要がある。

田村正徳，他：重篤な疾患を持つ新生児の家族と医療スタッフの話し合いのガイドライン．2004 より抜粋

このように予後不良児への対応は，周産期・新生児医療においてもっとも重要かつ焦眉の急の課題であるが，残念ながらまだ多くの施設では，きちんとした倫理的考察を加えた対応がなされていない。

「仁志田の基準」は，予後不良の事例の対応に関して，その児にかかわる医療スタッフ全員で「児の最善の利益とは何か」を話し合う倫理的カンファレンスにおける，「考える手がかり」とされるものであり，それに沿って行なうマニュアルではないことを附言する。

文献
1) 仁志田博司，山田多佳子，新井敏彦，他：新生児医療における倫理的観点からの意思決定（Medical Decision Making）．日本新生児学会雑誌，23(1)：337-341, 1987.
2) 仁志田博司：予後不良な新生児に対する倫理的観点からの医療方針決定の現状：母子センター5年間の死亡例の検討から．生命倫理学会誌，1：138-143, 1991.
3) 船戸正久：臨床倫理学の基本的考え方 —— 胎児・新生児の人権と尊厳をどのように守るか？　日本未熟児新生児学会雑誌，23(1)：16-24, 2011.
4) 山口三重子：重症障害新生児の治療をめぐる医療と法．医学書院出版サービス，2009.
5) 田村正徳，他：重篤な疾患を持つ新生児の家族と医療スタッフの話し合いのガイドライン．2004.
http://jspn.gr.jp/info/INFORMATION.html ［2015/06/01 アクセス］
6) Nishida H：Future ethical issues in Neonatology, A Japanese Perspective. Seminars in Perinatology, 11(3)：274-278, 1987.
7) Lorber J, Salfield SA：Result of selective treatment of spina bifida cystica. Archives of Disease in Childhood, 56(11)：822-830, 1981.
8) Duff RS, Campbell AG：Moral and ethical dilemmas in the special care nursery. New England Journal of Medicine, 289(17)：890-894, 1973.
9) Duff RS, Cambell AG：On deciding the care of severely handicapped or dying persons：with particular reference to infants. Pediatrics, 57(4)：487-493, 1976.

第 **4** 章

臨床現場における子どもをめぐる生命倫理の特殊性

本章では一般的な「子どもをめぐる生命倫理」を取り上げる。当然のことながら，その基本的な生命倫理的考え方は，周産期医療の対象となる胎児・新生児においても適用されうる。

なぜ子どもの倫理は特殊なのか

生まれながらにして人間に備わっている基本的な権利である「人権」について，なぜ子どもは特別に論じられなければならないのであろうか。それは，子どもの判断能力が不十分であり，倫理的判断を下すのに重要な自律性(autonomy)を発揮できないという事実だけでなく，社会的弱者である子どもの権利を問題にすること自体が，比較的新しい議論であることに起因する。

ヨーロッパでも，子どもの人権が認められるようになったのは19世紀も後半になってからである。このことは，チャールズ・ディケンズ(Charles Dickens, 1812〜1870)の小説『デイヴィッド・コパフィールド』にも見てとれる。この小説は，少年の時に悪環

境の靴墨工場で働かされた作家自身がモデルになっているものだが，それに見るごとく，歴史のなかではごく最近まで，子どもの人間としての存在価値は無視されてきた。近年，ようやく子どもが社会の一員として受け入れられ，倫理的議論の対象と認められた意義は大きい。

それに加えわが国の特徴として，「親は親たらずとも子は子たれ」（親が親らしくなくとも子どもは親に仕えろ）の言葉に代表されるように，儒教的な歴史背景から子どもは親に従うべきものという社会通念があった。医療の世界においても，子どもに対する親の権利（親権）が強く，親による虐待から子どもを守ることのみならず，適切な医療を子どもに施すことができない事態が，稀ならず起こっていた。

本章では，倫理的議論に法的拘束力が加わって，子どもの医療を受ける権利や生きる権利が親権を凌駕する歴史的事例となった「ベビードゥ事件」をまず提示し，子どもをめぐる生命倫理の特殊性を考えてみよう。

ベビードゥ事件とその歴史的意義

ベビードゥ（Baby Doe：「匿名の某ベビー」の意）は，1982年4月にアメリカ・インディアナ州のブルーミントン病院で生まれたダウン症候群（以下，ダウン症）の子どもである。食道閉鎖と気管食道瘻を合併し，ミルクを飲むことができないだけでなく，気管と食道がつながっているので誤嚥性肺炎を防ぐためにも早期の手術が必要であった。

第 4 章　臨床現場における子どもをめぐる生命倫理の特殊性

◆「子どもの治療を差し止める権利」を両親に認めるか

　両親は，この子どもが知的障害を合併するダウン症に加え重篤な身体奇形を伴っていることから，手術を拒否した。医療側も専門的技術を必要とする難しい手術であるうえにダウン症であることから，両親の意思を尊重するという方針を決めた。

　しかし，水分も栄養も与えられないでいる新生児が病院内にいることが内部告発でマスコミの知るところとなり，病院当局は「このような事例において手術を行なわないという判断の是非」に関して裁判所に意見を求めた。これを受けてブルーミントンの地方裁判所は，両親には子どもの治療を差し止める権利があると裁定し，病院の方針を支持した。

　この決定を不服とする人権団体は，インディアナ州高等裁判所に上告したが，地方裁判所同様に訴えは否決された。彼らはさらに上位のワシントンの最高裁判所に上告する手続きをしていたが，その間にベビードゥは生後 6 日目にして短い生涯を終えた。

◆ 行政の対応と医療側の倫理的判断が問われるきっかけに

　このドラマチックな過程がマスコミを通じて全米に報道され，病院・裁判所の判断の是非を問う議論が沸き起こった。当時のレーガン大統領は共和党出身であり，人工中絶の是非をめぐり「プロライフ：胎児といえども神から与えられた命であり，それを守る」という立場を取っていたところから，リハビリテーション法 504 条項に基づいて，「連邦基金を受けている施設は，障害者に対して適切な治療や養育義務を怠った場合は基金を受け取れない」と通達を出した。

　1983 年 3 月にはさらにエスカレートして，連邦基金を受けて

いる病院すべてに対して，分娩室や新生児室に「この施設内で障害児に対する栄養補給や看護を怠った場合，それは法に違反する行為であり，ただちに当局に通告すること」というメッセージと無料ホットライン番号を記載した掲示を義務付ける暫定規定を発令した。当然のことながら，内部告発を前提とするこのような掲示は医療への不信を煽るようなものであり，アメリカ小児科学会をはじめとして医療側からの猛反対に遭い，短期間でそのような掲示義務は取り下げとなった。

このベビードゥ事件がきっかけとなり，これまで親の意見と医療側の恣意的判断によって治療を受けずに亡くなっていた予後不良の児に対して，そのような児でも生きる権利があると同時に，尊厳を保って死ぬ権利があることや，親権と子どもの権利の相克などの議論が巻き起こり，医療側の倫理的判断と行政の対応に大きな影響を与えたのである。

この事件には，「障害者の権利」と「子どもの権利」という2つの大きなテーマが内在しているが，ここでは，社会のなかの弱者であると同時に，親権という親の権利の影響を受けるという特殊な立場に置かれている「子ども」を切り口に，倫理的な考え方を解説する。

▍子どもとは何か

◆ 大人ではない存在

私たちの社会が大人を規範として成り立っているところから，一口にいえば「子どもとは，大人でない者」である。その端的な例が，法的な権利を成人と区別するために用いられる「未成年」

という用語である。

　わが国では遺言が認められるのは 15 歳以上，刑法処罰が科せられるのは 18 歳以上，選挙権を有するのは 18 歳以上であり，喫煙・飲酒は 20 歳未満では認められない，という制限が子どもに加えられている。

◆ 子どもは人間か

　哲学者のピーター・シンガー（Peter Singer, 1946〜）は，「人間には personhood（人格）が必要要素で，そのためには自分を認識する自我がなければならない。それ故，自己を認知しうる動物は，ある意味ではその能力がない幼い子どもより重要な存在である」と動物愛護の立場からの論陣を張り，彼の講演会が子どもの人権を守る団体により中止になったことがあった（シンガー事件，1989）。彼の極端な発言に対し，ナチスドイツの反省から人権問題に敏感なドイツ国内で反発が広がったもので，その倫理的本質は，子どもの権利問題ではなく，意見が異なる人たちからの抗議によって講演が中止に追い込まれたことである。

　シンガーの論法でいくと乳幼児は人間でなくなることになり，彼の主張は議論のための議論であることは明らかである。事実，彼の講演会の際に私が，「あなたもかつては新生児であったはずだが，その時は人間ではなかったのか？」と質問したところ，シンガーは「私の話は，例えば，である」とたじろいでいたことを思い出す。

　シンガーの極端な議論は例外としても，子どもは大人の社会の規範を理解する能力を得る段階に達していないところから，かつては簡単に切り捨てられ，その能力を得る段階に達した者のみが

社会の一員となるという歴史的な経緯があった。しかし現在では，後述する子どもの権利条約などによって，「子どもでも人間としての権利がある」ことが認知され，子どもは弱者であると同時に社会の未来を担う存在として，周囲から保護され権利を認められる社会の一員とみなされるようになったのである。

◆ **年齢による区別から発達に合わせた自律性へ**

年齢によって，子どもは，新生児(生後 0〜27 日)，乳児(生後 28 日〜1 歳未満)，幼児(1 歳〜就学時)，学童(7〜11 歳)，青少年(12〜18 歳)などに分けられ，「児童」という言葉は幼児期と青少年の間を指す広い意味で用いられる。さらに，社会的・法的に，1 人の人間としての権利が認められ保護されるようになる年齢は，医学の進歩とそれに伴う社会通念の変化で，児童から新生児，さらには胎児にまで広がってきている。

それに加え近年の脳科学の進歩により，幼い子どもでもこれまで考えられていた以上に人間的な認知能力や判断能力があることが知られるようになった。このことから，子どもは単に社会的弱者の立場から保護の対象となるだけでなく，その年齢を考慮した自律性(デベロップメンタル・オートノミー：developmental autonomy)を優先させる倫理的配慮が求められるようになってきている。

子どもの権利と親権

国際連合は 1989 年に子どもの権利条約を定めたが，わが国では 1994 年になって，ようやく 158 番目の国としてそれを批准している。

◆ 12歳から認められる「意見表明権」

そのなかで，倫理的考察において重要な権利条項は，第 12 条の「意見表明権」である。意見表明こそが，倫理的議論のなかでもっとも大切な，自律性を発揮する具体的な行動なのである。

子どもの権利条約のなかでは，この意見表明権は 12 歳から認められることになっている。12 歳とされた理由は，ほとんどの子どもが 12 歳以上になれば抽象的な内容を理解する能力を有することが，小児発達学の研究から示されたからである。

この 12 歳というのは，小児を対象とした医療を行なう際にも 1 つの目安となっている。法的拘束力を伴うインフォームド・コンセントとはレベルが異なるものの，自分が受ける医療行為に対してインフォームド・アセント（ディセント）：informed assent (dissent) と呼ばれる「同意する（同意しない）」の意見表明が可能な年齢とされているのである。

さらに，児に対して行なわれる治験などの研究においても，その内容（目的，具体的方法，受ける痛みをはじめとした侵襲など）を被験児の年齢に応じたわかりやすい言葉で説明し，それに対して被験児が「わかったのでいいですよ（インフォームド・アセント）」あるいは「怖いので嫌です（インフォームド・ディセント）」と答えることのできる年齢を指し示すものである。

また 12 歳というのは，その治験結果がほかの子どもたちに役立つことを理解できる年齢でもあると考えられている。

◆ 親権の考え方

親権とは何であろうか。民法上の定義でみると，「成年に達しない子を監護・教育し，その財産を管理するため，その父母に与

えられた身分上および財産上の権利・義務の総称」とされている。

　親と子の関係では，母親において知られている母子相互作用だけでなく，父親でも子どもを育てる愛情の交流という人間的な喜びがあることはいうまでもない。しかしわが国では，歴史的に子どもは親(戸主)の財産であり労働力であり，家の財産や伝統を守り，将来的に親を擁護してくれる投資的価値がある存在として家と親に付属していた。つまり，親権が父権と呼ばれたことからもわかるように，それは子どもに対する支配権の様相をもっていた。

　このような子どもに対する親の権利だけでなく，子を保護・養育・教育するという親としての義務も同時に民法に記載されている。さらに前述のような子どもの権利条約が結ばれるようになると，子どもは単なる保護の対象としてではなく，人権の享有・行使の主体としてとらえられるべき存在となった。

　ベビードゥ事件に見るごとく，現在ではダウン症であっても，大人が治療を受ける権利があるなら子どもにも同様の権利があるべき，との議論が起こるのは当然であろう。

▎子ども虐待をめぐる親権と子どもの最善の利益の相克

◆ 虐待か，倫理的判断か

　ベビードゥ事件は医療ネグレクト[*1]であり，子ども虐待の範疇に入ると考える意見がある。一方では，両親に関与した医療者たちが，子どもの最善の利益という観点も含めて，治療を行なうことの是非を倫理的観点から真摯に議論した結果である，との意見

---

*1 受けるべき医療を受けさせないことにより，子どもの最善の利益を損なうこと。

もある。

　倫理は結果よりもその考察過程が重要であるところから，治療をしないという判断に，弱者である子どもに対して，両親が有する親権が恣意的に影響しなかったか，すなわち，子どもの生きる権利を凌駕して，「障害のある子どもをもちたくない」という親の考えが強く出ていなかったか，が問われるであろう。

◆ 親権の考え方が影響する虐待対応

　近年わが国でも大きな社会問題となっている子ども虐待の背景には，前述したわが国特有の親権の考え方が影響している。

　私が1970年に，シカゴ大学病院の小児科レジデントのトレーニングで救急外来を回った時，最初のオリエンテーションのなかに，「虐待とレイプを疑う事例に遭遇したら，必ず上司に報告して指示を仰ぐように」という注意事項が含まれていた。まさかと思ったが，3か月の間にそれぞれ数例を経験したのである。

　ところが1974年に帰国して北里大学に勤務した際，小児科の仲間に話しても，「へー，そんなことがあるの。やはりアメリカだね」という反応で，ほとんど話題になることもなかったので，「日本には子どもの虐待はないのかな」とさえ思ったものだった。

　ところがその後勤務していると，明らかに親による虐待で入院した子どもに出会うのである。しかし上司に相談しても対応がうやむやのままで，普通の患児のように親元に帰さざるをえなかった。その後にその児がDOA（death on arrival：到着時死亡）として救急外来に運ばれてきた時には，悔しい思いをした。

◆ **法による親権の制限**

　子どもへの虐待は，くり返し児に身体的・精神的危害を加えるものであり，その根源は養育者(親)の精神的な問題にある。そのことを考えれば虐待の病根は親の成育歴にまでおよぶ深いもので，環境を整えることや親への教育などでは容易に防ぐことができない事例が多いことが理解できるであろう。筆者が米国で教育された対応策は，子どもを守るという原則に従って「親を子どもから切り離す」(parent-ectomy)というものであった。

　わが国でもようやく社会の関心が向けられ，2000年に議員立法で児童虐待防止法ができ，2011年民法改正(平成23年6月3日法律第61号)では，家庭裁判所が親権停止の審判をすることができるようになった。子どもへの不適切なかかわり(child mal-treatment：虐待や医療拒否など)がある場合は，親権を制限することが法的に可能となったのである。

◆ **「法は倫理の最小限」**

　一般に子どもの幸せの第一は，親によって養育されることである。子どもの最善の利益を第一義としたとしても，家庭のなかで家族が互いの幸せをともに味わえる環境で育まれることが，子どもの心身の健やかな発育にもっとも有益であるといえよう。これらを勘案すると，虐待にはどのように対応するべきかという議論においては，倫理的考察が中心となる。

　法学者の家永登は「法は倫理の最小限」と言い，法が関与するのは倫理的議論と考察の最後の手段であると述べている。われわれ医療者にとっても心すべき言葉であり，このことを理解すれば，倫理学の基礎を素養として学ぶ大切さが実感できるであろう。

子どもを対象とする医療・研究の倫理的配慮

◆ 小児を対象とする研究の必要性

　小児は成人と違った特有の疾患や病態を有しており，その解明のためには小児を被験者とする医学研究が不可欠となる。これまで子どもを対象とした研究が不十分であった理由は，親を介するという手続き上の問題と，小さな子どもに対する技術的な方法論に隘路があったからである。

　それに加えて子どもに使用する薬は，製薬会社にとって，成人を対象とする薬に比べて経営的に労多くして益少ないものである。そのため，なんと現在でも子どもに用いられている薬の 2/3 以上が，実は子どもには適用外の薬(off-label drug)とされている(藤村, 2003)。

　アメリカでは，Pediatric Research Equity Act(PREA：小児研究公正法)によって，政府が支援する治験には原則として小児も参加させ，小児の治療法に貢献することが義務づけられている。わが国では日本小児科学会の薬事委員会の努力によって，製薬会社の社会的倫理観に訴え，ビジネスを離れて子どもに必要な薬の適応性の研究が進められている。

　さらに，小児といえども社会の一員であり，もちろんその動機づけの多くの部分は養育者である親を介してではあるが，自らも社会に貢献しなければならないと理解することが求められる。また治験に参加することにより，自分の行動が他人・社会のためになるという自負心と公共性の認識をもつことができる。これは，子どもの社会人としての資質育成に役立ち，ともに生きる倫理的感性を育むことになる。

◆ **小児を対象とする研究に必要な倫理的配慮**

　小児を対象とする研究においては，その医学的特異性に加え，倫理的観点からの特異性（判断能力の制限，親権の存在，社会的依存性など）（表4-1）を考慮しなければならない。すなわち，生物学的にも社会的にも弱い集団である小児に対しては，その被験者としての権利を守り危険から保護するという，周囲からの特別な配慮が必要である。その倫理的配慮のほとんどは，すでに触れた年齢に応じた自律性と親権への配慮に要約されよう。

　小児においては，被験者になることに付随するさまざまな情報や条件を，本人が十分に理解できない場合があるところから，成人が被験者となる場合には不可欠な法的拘束力を包含するインフォームド・コンセントではなく，法的保護者（親）からのインフォームド・パーミッション[*2]が必要となる。さらに可能な範囲

表 4-1 小児を対象とする研究の倫理的特異性

1. 自己決定（自律性の発揮）能力が不十分
    - 成人とは異なった自律性（developmental autonomy）
2. 年齢による判断・認知能力の違い
    - 単なる年齢とは異なった理解度や判断力などの観点からの配慮
3. 親の権利と責任を考慮しなければならない
    - 親権，親の保護義務
4. 周囲（親・医療者・社会の権威など）からの影響を受けやすい
    - 特に親への経済的・精神的依存によるため
5. 易障害性と高度感受性
    - 成人とは異なった心理的影響
    - 長期にわたる発育発達への影響の可能性

---

*2 informed permission：与えられた情報を十分に理解し，児の研究への参加の許可を与える。

第 4 章　臨床現場における子どもをめぐる生命倫理の特殊性

で，被験児本人からインフォームド・アセント(ディセント)を得る(被験者からいえば与える)ことが望まれる。

◆ 年齢と発達に応じた対応

上記のプロセスにおいては，年齢による小児の理解と判断能力を考慮することがキーポイントとなる。これには，12 歳以上の意見表明権を認めた国連による子どもの権利条約が参考となるが，さらに同じ年齢でも理解度が異なることに配慮する必要がある。

また，日本小児科学会の小児科学会代議員を対象とした「小児脳死臓器移植提供に関する検討委員会の 2001 年調査」では，自己決定が可能と考えられるのは，「6 歳未満」10％，「6〜9 歳」11％，「10〜12 歳」34％，「13 歳以上」38％という結果が出ている。法的な拘束力を包含するインフォームド・コンセントがとれない未成年(18 歳未満)でも，少なくとも民法で遺言が認められている 15 歳以上の児は，インフォームド・アセント(ディセント)のレベルを超えたインフォームド・コンセント(理解と選択)が可能と考えられる。

特に，被験児と法的保護者(親)の意見が一致しない場合は，法的保護者(親)が必ずしも児の最善の利益の代弁者とは限らないので，第三者機関による判断が必要となる。この第三者機関とは，子どもの命と健康を守る社会的義務をもつものであり，一般的には児童相談所などであるが，小児を対象とした研究の場合は，その研究機関の倫理委員会がその任にあたる。

文献

1) 仁志田博司(編):出生をめぐるバイオエシックス ── 周産期の臨床にみる「母と子のいのち」.メジカルビュー社,1999.
2) Angell M:The baby Doe rules. New England Journal of Medicine, 314(10):642-644, 1986.
3) Committee on Clinical Research Involving Children Board on Health Sciences Policy:Ethical Conduct of Clinical Research Involving Children. National Academic Press, 2004.
4) 国連人権委員会:子どもの権利条約.1989.
http://www.unicef.or.jp/about_unicef/about_rig.html[2015/06/01 アクセス]
5) 藤村正哲:米国における小児医薬品オフラベル問題への取り組み.日本小児科学会雑誌,107(10):1309-1316, 2003.
6) 仁志田博司,谷澤隆邦,他:日本小児科学会倫理委員会報告 第2回小児公開フォーラム「子どもの死を考える in Kobe」座長まとめ.日本小児科学会誌,107(4):718-726, 2003.
7) 家永登,仁志田博司(編):周産期・新生児・小児医療(シリーズ生命倫理学7).丸善出版,2012.

第5章

胎児と超低出生体重児の生きる権利をめぐる生命倫理

　私が1968年に医師となった頃は，胎児は昏睡状態であると教えられた。第4章で述べたシンガーのように(p.49)，自己を認識する能力をもつ段階に達していない胎児は，人になる以前の存在であるという考え方もあるかもしれない。

　しかし近年の胎児医学の進歩によって，胎児は脳を含めた多くの機能の面でこれまで考えられていた以上に発達しており，出生後に現れるほとんどの機能が胎内ですでに備えられていることが明らかにされてきた。このことにより，「胎児は神が与えし命であり受胎の時から人である」といった観念的な考えとは別に，医学的にも「いつから胎児は人間とみなしうるレベルとなるか」ということが真摯に議論されるようになった。その顕著な表れが「The Fetus as a Patient」（胎児という患者）なる国際学会であり，その発足はすでに30年以上前になる。

　臨床の現場においては，「胎児はどの時点からわれわれ同様に，人間としての生きる権利や医療を受ける権利を有するか」ということを，医学的・社会的・法的さらに倫理的な観点から判断して，

ある一線を人為的に引かなければならない。それが成育限界であり，以後の章で触れる出生前診断や胎児治療をめぐる倫理的議論において極めて重要なキーワードとなる。

妊娠 21 週に母体搬送されて 22 週 3 日で出生した美鈴ちゃん

　不妊症の治療を受けてようやく美鈴ちゃん（仮名，以下同）を妊娠した 42 歳の妊婦。安静の必要があったため妊娠 20 週から近医に入院中であったが，21 週 0 日で少量の出血が認められたので，周産期母子医療センターに入院依頼がなされた。当時そのセンターは，満床状態であることと，21 週で出産した場合の美鈴ちゃんの生存の可能性は極めて低く定義上も流産となることから，「22 週まで妊娠継続した時点で搬送を考えるように」との意見を伝えた。しかし両親にとって最初で最後のチャンスである貴重児であることから，両親の強い希望でセンターへの母体搬送が行なわれた。

　入院時所見は，母親の呼吸心拍などのバイタルサインは落ち着いていたが，少量の性器出血と羊水流出が認められ，子宮口が 2 横指開大しており，絶対安静とされた。また分娩監視装置上で軽度の子宮収縮が認められており，子宮収縮抑制剤（硫酸マグネシウムとリトドリン塩酸塩の併用）および抗生物質の投与が開始された。

　その時点での家族への説明は，「感染が引き金となって早期陣痛発来となったと考えられ，治療を開始したが，22 週前に出産になる可能性があり，その場合は流産とされる。さらに 22 週を超

えても極めて早産で，救命の可能性が低いのみならず生存した場合の後遺症発生率が極めて高い。可能な限り妊娠継続に努めるが，22週以前に出産となった場合は特別な理由がない限り積極的な蘇生は行なわない。22週以降に出産となった場合は，一般的には治療を行なうのが医療側の方針である」というものであった。その時点で両親は「その方針にお任せします」と答えており，22週以前に出生した場合は蘇生術を行なわないことに，家族の同意が得られていた。

　その後，妊娠継続が成功して22週を超えたため，その時点で家族に改めて説明を行ない，出生時に積極的な蘇生術を含めた治療を行なうこと，さらに現時点では帝王切開による分娩は母子両方の医学的利益を考えて，緊急の母体適応がある場合以外は行なわないことを説明して同意の確認を行なった。

◆ 22週3日で出産，重度障害を残す

　母体にステロイド剤が投与された1週間後の妊娠22週3日，子宮口全開となり，新生児科医師を含めたチームが待機するなかで頭位経腟分娩となった。アプガースコアは1分後に3，5分後に7点であり，美鈴ちゃんはただちに挿管されNICU入院となった。

　美鈴ちゃんは，呼吸窮迫症候群や動脈管開存などの急性期の医学的疾患を乗り越えたが，脳室周囲白質軟化症(PVL)および未熟児網膜症(ROP)による後遺症が認められた。PVLはフォローアップで軽度の下肢の痙性麻痺が認められ，ROPは光凝固療法を受けたが弱視(眼鏡使用で0.1～0.2の視力)の視力障害を残した。

退院後，両親は美鈴ちゃんの状態をよく受け入れ，現在美鈴ちゃんは長期の理学療法および眼科的管理のフォローアップを受けている。両親は，美鈴ちゃんには将来的に養護学校および盲学校での教育・指導が必要になる可能性を理解している。

◆ 成育限界の境界線

　現在，わが国の母体保護法では，成育限界は「在胎満 22 週数相当」とされている。これは，「満 22 週数未満なら医療の対象とならない」あるいは「満 22 週数以降なら治療を開始しなければならない」という規定ではない。つまり母体保護法の記載は，現在の周産期新生児医療の最先端における早産児の成育限界を示したものであり，当該児の出生と医学的管理にかかわる医療者が，児の状態や親の挙児希望に応じた倫理的観点から，専門家として医療方針を決定する際の目安にするものである。

　美鈴ちゃんは，不妊治療の結果ようやく授かった貴重児であり，両親が医学的なリスクを理解したうえで治療が開始されている。治療開始にあたり妊娠満 22 週を過ぎることが絶対的な条件ではないが，家族と医療者が同じ思いでそのハイリスクの期間を過ごしたことの意味は大きい。美鈴ちゃんは救命されたが障害を残した。しかし両親がそれを理解し受け入れる限り，美鈴ちゃんが幸せな人生を歩むことは十分可能である。

　近年，周産期新生児医療が進歩するにしたがい，このような事例が多くなっている。成育限界は all or none（全か無か，イエスかノーか）の境界線ではないが，その週数前後の妊娠・分娩では，生命と予後にかかわるリスクに関してどのような医学的対応を取るかを，出生前から家族と医療者が話し合っておく必要がある。

第5章　胎児と超低出生体重児の生きる権利をめぐる生命倫理

法的観点からの成育限界

◆ 胎児の権利と保護

　医学的には，生まれたあとに人としての権利を十分享有できる可能性のある胎児であっても，のちに解説するごとく，母体内にある間は法的には人間とみなされない。

　人工妊娠中絶とは，「自然の分娩に先立って胎児およびその附属物を人工的に子宮外に排出すること」であるが，母体内の胎児を人工的に死に至らしめることも含まれ，違法に行なわれれば刑法上の堕胎罪となる。しかし，妊婦の生命や健康の保護の目的で緊急避難的に行なわれる人工妊娠中絶は，成育限界を越えた胎児においても違法性がない。このことから，胎児は，出生している新生児のような「人としてのレベル」の法的な保護を受けていないとわかるであろう。

　刑法においては，胎児そのものに対する犯罪は成立せず，母体を介する堕胎罪で胎児の生命が保護されている。たとえば妊婦がピストルで撃たれて胎児のみ死亡した時は，「胎児は母体の一部であり人ではない」という判断で，殺人罪ではなく堕胎罪で罰せられる。しかし医療ミスなどで，出生時に児に危害が加えられ死亡した場合には，殺人罪が適用されうる。その判断基準は，児が完全に出生した時点か，一部でも胎児が胎外に露出した時点か，判例によって異なっている。それは，「どの時点から胎児を人と認めるか」の法的解釈の違いである(服部, 2012)。

　また1988年の胎児性水俣病裁判は，「母体の一部である胎児に障害が加えられた」という解釈で業務上過失傷害の判決がなされたが，少なくとも生まれる前に被害を受けた児(胎児)が，出生後

63

に損害賠償を請求できるという点で歴史的な判断であった。しかし，このような胎児への法的な配慮は，児が生きて生まれた時にのみ可能であり，胎児期に死亡した場合は発生しない。

　民法においても，人としての権利は生まれたあとに発生するので，胎児は原則としてその保護の対象とならない。しかし民法第886条(胎児の相続権)では，相続権は出生で始まるとされているところから，その意味で，順調な経過の胎児に対する配慮が払われている。

◆ 流産・死産にかかわる法律と医療の対応

　母体保護法では，満22週数未満に出生した胎児は「流産」とされ，出生届を提出する(名前を付け戸籍に登録される)義務はない。一方，死体解剖保存法によると，妊娠12週以降の死児は死体とされ，届出と埋葬を義務付けている。医学的な成育限界を大きく下回っている流産で生まれた死児にそのような法的義務を課している理由は，妊娠・分娩という人間の基本的な営みを管轄する社会行政的な意味合いだけではなく，中国の古典『胎産書』に「3か月までの胎児は血であるが，4か月以降は肉となる」と記載されているように，小さな胎児であってもわれわれとのつながりを無視しない，人間としての倫理的判断があるからと考えられる。

　これまでの医療現場では，死産・流産に対しては新生児の死とはまったく異なった対応が取られており，両親(特に母親)の心の悲しみに思い至ることがほとんどなかった。しかし近年，胎児を失った母親たちがインターネットで知り合って，自分たちの体験をつづって本にした『誕生死』(三省堂，2002)が話題になったことなどから，「周産期の死」が看護の対象として認識されるように

なった。死産の児を母親に抱かせたり，思い出として遺髪をわたすなど，子どもを亡くした悲しみに寄り添うグリーフケアが多くの産科施設で行なわれるようになった。

また外国人が奇異に思っている「水子供養」も，単に商業的な意図だけではなく，死産・流産で亡くなった子どもに対する思いに基づく，わが国特有の「ともに生きるあたたかい心」の文化の表われであると考える。

◆ 母体保護法の倫理的問題

人工妊娠中絶に関する事項を定める母体保護法は，1996年に当時の日本母性保護医師会(現在の日本産婦人科医会)の坂元正一会長らの努力によって，悪名高い優生保護法から改正されたものである。優生保護法は，その名のごとく優秀な国民を産み育てる目的で命を選別する優生思想が背景にあり，その適用条項には母親の精神疾患も含まれていた。

しかし，その改正は残念ながらまだ不十分で，現代はお互いに支え合うことが十分可能な豊かな社会となっているにもかかわらず経済的条項が残されており，安易な人工妊娠中絶を容認する方便を残している。また胎児条項が加えられていないところから，出生前診断された無脳児などの例でも，「母親が精神的に耐えられない」という母体条項にすり替えて運用されており，その是非が問われている。

母体保護法の第2条第2項で認められている人工妊娠中絶とは「胎児が，母体外において，生命を保続することのできない時期(成育限界以前)に，人工的に，胎児及びその附属物を母体外に排出すること」と定義されている。成育限界以前の分娩は流産で

あるが，その時期以降の妊娠の中断は誘導分娩による死産となり，周産期統計に加えられる。

　この「胎児が，母体外において，生命を保続することのできない時期」は，母体保護法の文言そのものは変わらないままに，後述のように同法に付帯する担当部局の事務方通知によって，医学の進歩に伴いその解釈が変わっていき，現在は「妊娠満 22 週未満相当」とされている。

　母体保護法における人工妊娠中絶の適用条項は，妊娠の継続が医学的理由あるいは経済的理由で母体の健康を著しく害する恐れがある時，および暴行・脅迫による妊娠の時である。前述のごとく出生前診断が進歩した現在においても胎児条項はない。このことは，わが国においては胎児の人権が認められていないことを意味する。

◆ 胎児の人権

　欧米では，胎児を「1 つの命（1 人の人間）」としてその生きる権利を守る「プロライフ」(pro-life：生命を守る原則論) と，産むか産まないかは女性の選ぶ権利の一部であるという「プロチョイス」(pro-choice：生殖にかかわる女性の自己決定権を守る原則論) の意見が戦わされている。さらにまだ例外的であるが，妊婦が胎児に有害なアルコールや薬物を乱用した事例において，親は児の生命と健康を守る義務があるという観点から，虐待防止法の拡大解釈で医療と司法が妊婦の行動の自由に介入することさえ論じられている。

　それに対しわが国においては，治療可能な疾患をもった新生児の生死の判断においてさえ，子どもの生きる権利が親の権利（親

権)を凌駕することは例外的である。それどころか，ダウン症候群の児をもった家族が，出生前診断がなされず中絶の機会を失ったと産科医を訴える事例*1 が生じているごとく，胎児の権利が親の権利と同じ土俵で議論される時代にはなっていない。

医学的な成育限界(viability limit)

◆ 成育限界の定義

現在の WHO の国際疾病分類(ICD-10)における"live birth"(生産)の定義は，「在胎週数にかかわらず出生時に生命徴候が認められる場合：any evidence of life at birth, regardless of gestational age」とされている。生命徴候とは，心拍・呼吸・体の動きなどであり，在胎 20 週以下の流産児でも短い時間ながら認められうる。

この定義を臨床に適応して，出生後数分間生きた児を"live birth"として扱うならば，法的に出産届を出して名前を付けて戸籍に載せると同時に死亡届も出さなければならない。母体保護法の「胎児が，母体外において，生命を保続することのできない時期」の「生命を保続」の意味が曖昧であるが，WHO の定義に類似した意味合いと考えれば，生きる期間や質に無関係に，単に母体外で生きることのできる「生存限界」といえよう。

それに対し，世界的に有名なウェブスター辞書の胎児に関する"viability of fetus"(胎児の成育能力)の記載は，「胎児が単に生き

---

*1 京都地裁 1997(平成 9)年 1 月 24 日判決(この裁判のポイントは当時の水準の医療がなされなかったことである)。

表 5-1 成育限界（viability limit）

viable：vite＝life（生きる）＋able（可能）：（生きることができる）

viable fetus：having attained such form and development of organs as to be normally capable of living outside the uterus
（成育可能な胎児：各臓器の形態と発育が，子宮外で正常に生きることができるまでに達している胎児）

Webster's 3rd edition New International Dictionary. p.2548 より著者訳

て生まれるだけでなく子宮外で人間として発育・発達する能力」とされており，それが「成育限界」（viability limit）の定義といえる。

例えば viable seed とは，単に生きている種ではなく，芽を出し花が咲き実を結ぶ能力がある種である。また，移植の際の viable skin とは，移植後にきちんと定着する能力のある皮膚の意味である。つまりこの成育限界こそが，われわれが臨床現場で，どのくらい未熟な早産の児に積極的な医療を開始するかを判断する際のキーワードである（表 5-1）。

◆ 法的解釈も医療のレベルに基づく

当然のことながら成育限界は，わが国の周産期・新生児医療のレベルでどのくらい小さな子どもが助かるか，ということに基づいて規定される。旧優生保護法では，1976 年の事務次官通知で「満 24 週未満」とされていた"いわゆる成育限界"が，1991 年に「満 22 週未満」と改められた。これには，WHO の周産期の定義が「妊娠満 28 週から出生後 7 日目」であったのが，1989 年に「妊娠満 22 週から出生後 7 日目」に変わったことに連動して旧厚生省から学会に諮問があり，「わが国のデータ上からも在胎満 22 週の児の生存が記録されている」という回答がなされたという背景

第 5 章　胎児と超低出生体重児の生きる権利をめぐる生命倫理

がある。

しかし，当時の女子医大のデータでは，在胎 24 週を超えれば 75％以上の生存率であったが，22〜23 週は生存が例外的であるのみならず後遺症発生率も高かった。このことから，その時の改定に際しては，当時の厚生省保健医療局精神保健課長[*2]による，新しい改定に関する注意のような解説を掲載した異例の通知がなされた。

それは，「胎児が，母体外において，生命を保続することのできる時期」を，「1 例でも生存可能な時期」と解釈すれば，現在のデータでは妊娠満 22 週以降が相当である，とするものであった。さらに，「それはあくまでも高度な医療を提供できる施設において可能であるということであり，そのような児に医療を行なうかの判断は，現場の医療者に委ねられる」と附言している。この通知は，22 週以降であれば全員救命措置を開始しなければならないという，誤った認識による現場の混乱を正す目的であった。

1996 年に同法は優生保護法から母体保護法に変わったが，今も成育限界は妊娠満 22 週未満のまま継承されている。しかし近年は 22〜23 週の児の生存率の向上が認められているところから，近い将来に「満 21 週未満」あるいは「20 週未満」とするような，さらなる改定の可能性が論議されるかもしれない。

[*2] この肩書きは，当時はまだ優生保護法で精神疾患が人工妊娠中絶の適用条項となっていた時代であったことを物語る。

表 5-2 成育限界を決めることの意義

① その時代の医療レベルで成育可能な児の命を守る

成育限界を知らない医療者が,「こんな小さい未熟な児を助けても意味がない」と,例えば 27 週の 900 g の児に治療を行なわないことが現在の日本の NICU で起こってはいけない。

② 成育の可能性のない早産児に無駄な苦しいだけの医療を行なうことを防ぐ

成育限界を知らない若い医師が,19 週の 200 g の児(定義上は流産児)に英雄的な気持ちで医療を行なうことは,児と家族と社会にマイナスになるだけである。

③ 人工妊娠中絶が法的に認められる時期を医学的な観点から明らかにする

その時代およびその国によって異なるが,少なくとも医学的データから根拠を示しておくことは重要である。

④ 周産期および新生児データを各国や各施設間で比較する際の共通の基準とする

周産期死亡率や新生児死亡率などをお互いに比較し,改善の糧とすることは重要である。その際に対象とする児の在胎週数を定める基準は,学問的根拠に基づいた共通の成育限界であるべきであろう。

臨床の場で成育限界をどのように考えるか

◆ 成育限界を議論する意義

　成育限界を医学的観点から議論して定めておくことには,表 5-2 のような意義がある。

　表 5-2 の議論をまとめれば,「成育限界」は,「どのくらい未熟な児を医療の対象とするか」を考える時のキーワードとなる。かつては,医療の対象を規定するための問いは「どのくらい小さな子は小さすぎるか？：How small is too small?」であったが,出生体

表 5-3 成育限界を考える際の観点

①医学的観点
小さすぎる(技術的限界)，未熟すぎる(生理学的限界)
②社会経済的観点
生存率や障害発生率が高すぎる，それによる経済的負担が大きすぎる
③法律的観点
人工妊娠中絶の法的根拠，母と子の権利の競合
④生命倫理学的観点
超早産児でも生きる権利，尊厳をもって死ぬ権利

重より在胎週数の方がより的確に成育限界を反映することが明らかとなったので，「どのくらい未熟(早産)であれば未熟(早産)すぎるか？：How premature (preterm) is too premature (preterm)?」という問いが，医学的にはより適切である。

　もちろん，成育限界を考える際には医学的な観点がその中心となるが，表 5-3 に示すようにその他の観点も考慮しなければならない。

　倫理的観点からの議論は，別章の「生命倫理の基礎」(p.221)を参照されたい。また法的観点からの議論は，前述した母体保護法の「人工妊娠中絶が許される妊娠週数」に関与する内容で理解できるであろう。社会経済的な観点からは，限られた医療資源の有効な利用のためには，「助かる確率が低く，かつ障害発生率も高くなるのはどの在胎週数からか」などが議論される。

◆ 社会的生育限界とは

　妊娠と児の出生は，愛し合う夫婦が住む北海道の山中でも沖縄

の小さな離島でも起こる。そのような環境で超低出生体重児が生まれた場合に，最先端の医療を備えた NICU と同じ成育限界を適用すべきであるという考え方は現実的でなく，適切でないことは理解できるであろう。そのような観点から，医学的成育限界とは異なった「社会的成育限界」を考える必要性が生じた。

　医学的成育限界とは，その時代の最先端の医療で対応できる早産児を対象とした成育限界である。その妊娠が両親にとって最初で最後の親になるチャンスである場合は，最新の医療を求めて努力することが理解できるであろう。しかし親が希望しても，医学的成育限界から大きく外れた在胎 20 週の児に積極的な医療を行なうことは，単に児に痛みを与えるだけでなく，限られた医療資源の浪費であることから，無益な(futile)治療であり倫理的に正しくないであろう，と判断される。

　一方，離島であっても状態のよい 32 週の 1500 g の児が生まれた場合は，社会的成育限界を越えているとの判断により，たとえ高額な費用がかかろうとも，ヘリコプターで NICU を有する周産期センターに搬送すべきである。このことは，海や山で遭難した人を，何人もの人が数日間も膨大な費用をかけて捜索活動をするのと同様の考え方であり，それは遭難した人はともに生きる私たちの社会の仲間である，という論理による。

　現在のわが国の社会的成育限界は，医学的成育限界より漠然としているが，ほぼ 28〜32 週（出生体重 1000〜1500 g）程度であろう。

　この医学的成育限界と社会的成育限界を使い分ける例を挙げよう。私の親友であった国立長崎病院の増本 義（ますもとただし）医師はアメリカの新生児医療の専門医資格をもっていた。当時の彼の施設での医学

的成育限界は出生体重 1000 g より小さい児であったが，1980 年代前半の時期は，超低出生体重児（出生体重が 1000 g 未満）に人工換気を用いた医療を行なわなかった。それは彼の施設には人工呼吸器が 1 台しかなく，超低出生体重児は平均 2 週間人工換気療法を必要とするところから，その間に救命の可能性のより高い児が何人死亡するかを計算した結果による判断であった。すなわち当時の国立長崎病院においては，そのような理由で医学的に救命可能でも治療を行なわなかったので，社会的成育限界は出生体重 1000 g 未満とされていた。

胎児はいつから人とみなせるか

これまで述べてきた成育限界に関する議論は，つまるところ「われわれは胎児をいつから人とみなすか」という問いへの 1 つの答えにほかならない。そこで，この問いをほかのさまざまな観点から見てみることで，この章の締めくくりとしたい。

◆ 出生の時：胎児から人へのドラマチックな転機

1 個の受精卵が母体内で平均 285 日の在胎期間（母から見れば妊娠期間）に，胎芽期を経て胎児になる過程を個体発生と呼ぶ。それはこの地球の原始の海で最初の生命体が生まれ，約 37 億年の進化の過程で人類となったという系統発生をくり返した結果である（第 9 章，p.169）。

進化の過程のなかでもっともドラマチックな出来事は，約 1 億 5000 万年前に私たちの祖先が海から陸に上がった時であり，それは胎児が羊水という原始の海に似た環境から大気に囲まれた子

宮外に出た出生の時によく似ている。その意味で，胎児はいつから人になるか，の答えの1つは，「生まれた時」といえる。

　法的な解釈の多くで，出生を境に胎児に人としての権利が認められるように，かつては周囲の人の目に見えず，どんな状態か不明であった胎児が，人と認められなかったことは当然であろう。しかし，超音波などの進歩により，出生前の胎児の発育の様子が観察されるようになり，胎児もわれわれと同様の能力をもっていることが明らかとなった。このため，単に「胎児だから」と切り離すことが医学的にも生命倫理学的にも適切でない，と考えられる時代となり，「胎児はいつから人とみなせるか」の議論が起こったのである。

◆ 発生学的に人と見なせるレベルに達した時

①**受精の時**　カソリックでは「受胎の瞬間から人としての生命が始まる」とされ，中絶のみならず避妊も教義に反するといわれていた。このような考え方から，受精卵を出生前診断や分子生物学的研究に用いることが，生命倫理学的に議論の対象とされている。それを避ける目的で，iPS細胞が開発されたことはすでに述べた。

②**全能細胞の時期をすぎた時(8細胞期胚)**　受精卵が倍々に分裂した8細胞期胚までは，その各々がすべての臓器になる能力を有し，同一の個体(クローン)となりうる。言葉を換えれば，8分割以降の受精卵は，「どの部分がどの臓器になるか決まるまで発達しており，人としての設計図ができあがっている生命体発生の分岐点」であるといえる。

③**原始線条のできた時**　1984年に発表されたウォーノック委員会(イギリス)の「受精卵の取り扱いについての勧告」では，原始

線条*3 が形成される受精後 15 日頃(妊娠 4 週頃)を人としての形成の始まりとしている。

④**神経系が形成された時**　脳幹などの中枢神経系が形成され，動きなどが観察されるのは妊娠 9 週頃である。それ以後は胎児(それ以前は胎芽)と呼ばれるところから，その頃を人としての始まりの時期とする。

◆ 子宮外で人間として発育・発達する能力を得た時(成育限界)

　人の尊厳に抵触しうる出生前診断や胎児の研究においては，これまで述べた発生学的知識に基づいた倫理的議論が必要になる。その際の周産期新生児医療の現場における「胎児はいつから人とみなせるか」という問題のキーワードは，これまで述べてきた成育限界である。ちなみに「生育限界」という言葉もあるが，その場合は「生命の質や時間的長さにかかわらず，子宮外で生きることができる限界」という意味で，「生存限界」と同義である。

　この成育限界の定義が，周産期医療の臨床現場で「胎児はいつから人とみなせるか」を考える際に，実はもっとも有用なのである。

文献
1) 仁志田博司：胎児はいつから人とみなされるか．仁志田博司(編)：出生をめぐるバイオエシックス —— 周産期の臨床にみる「母と子のいのち」．メジカルビュー社，75-94, 1999.
2) 加部一彦：超低出生体重児の「成育限界」を巡って．家永登，仁志田博司(編)：

---

*3 内胚葉と外胚葉の間にできる溝で，それによって個体の頭部と尾部，さらに身体の左右が定まる。

周産期・新生児・小児医療(シリーズ生命倫理学 7).丸善出版,33-49, 2012.
3) 服部篤美:法律学からみた母体内にある出生前の生命保護.家永登,仁志田博司(編):周産期・新生児・小児医療(シリーズ生命倫理学 7).丸善出版,99-114, 2012.
4) 仁志田博司:新生児の立場からみた優生保護法の改訂 ── 特に成育限界に関して.日本医師会誌,106(2):177-181, 1991.
5) 仁志田博司:生存限界と成育限界の意味するところを正しく理解するために.小児科,46(13):2079-2086, 2005.
6) 仁志田博司:ひたすらに新生児医療を愛した男:増本義先生.Neonatal Care, 24(9, 10, 11):925-929, 1026-1032, 1136-1141, 2011.

第**6**章

出生前診断のもたらす倫理的問題

　超音波検査を含めた画像診断およびDNA(デオキシリボ核酸：deoxyribonucleic acid)検査の進歩により，生まれてくるまでは子どもの性別さえわからなかった時代から，生まれてくる子どもの先天的な疾患の多くが出生前に診断可能な時代となっている。

　出生前診断は，妊娠早期に診断することによって，よい医学的管理を行なうという目的がある。一方では，生まれてくる子どもの病気が治療困難であったり予後が極めて重篤である場合に，どのように対応するかという倫理的問題が生じてくる。

　本章では，出生前診断の医学的観点からのメリットや問題点にはあまり触れず，それがもたらす倫理的問題について考える。特に臨床上議論の的となっている，通常の妊婦健診で行なわれている超音波検査で偶発的に見つかった胎児の異常の取り扱いと，近年わが国にも導入された母体血を用いた染色体異常スクリーニングの倫理的問題を解説する。

出生前診断とは

　出生前診断とは，生まれてくる児の状態や疾患の有無をあらかじめ評価することであり，広い意味では，遺伝相談による児の異常発生の確率予想までも含まれる。しかし一般的には，実際の妊娠・分娩に直接かかわる医療行為として行なわれる，①受精卵診断(着床前診断とも呼ばれる)，②母体血や羊水などの検査による胎児異常の診断，③超音波などによる胎児の評価(胎児診断)などを出生前診断と呼ぶ。

　生まれる前に起こる病気(先天性疾患)には次のようなものがある。
①遺伝子病：異常な遺伝子による疾患で，筋ジストロフィーなど
②染色体異常：遺伝子の塊である染色体の異常によって，多くは受胎時に偶発的に起こる疾患で，ダウン症候群(以下，ダウン症)など
③胎芽病：受精卵から胎芽となる過程の発生学的異常による疾患で，二分脊椎など
④胎児病：子宮内で胎児に加わる異常による疾患で，先天性風疹症候群や羊水過少による肺低形成など

　このように，先天性と呼ばれてもすべてが遺伝性ではないので，遺伝子診断は出生前診断の一部に過ぎないことを理解する必要がある。

　出生前診断の範疇には，多胎か単胎かという初歩的なものを含め，胎児の発育が順調であるか，胎児の状態は良好か(well-being)，といった一般的な妊婦健診に含まれるものがある。それらは生まれたあとの子どもの医療と同様な意味で，胎児という子

どもの臨床的評価であり，生まれる前にたまたま異常が見つかれば，出生前診断と呼ばれよう。

◆ **近年増えてきた倫理的問題**

近年，一般的な妊婦健診で行なわれている超音波検査による胎児評価によって，これまで見つからなかった胎児の異常(多くは形態学的異常)が稀ならず出生前診断されるようになった。諸外国では超音波検査は専門の技師によって，限られた事例に行なわれるが，日本では産科医や助産師が，自ら超音波機器を使いこなして日常的に妊婦健診をしている。明らかな心奇形などが出生前診断され，適切な医療管理が行なわれるプラスの面がある反面，臨床的に問題となる可能性は少ないが正常とはいえない所見が，偶発的に見つかるようになった。それらの多くは，妊婦に不必要な不安を引き起こしうるので，必ずしも知らせなくてよい所見と考えられる。しかし，検査で見つかったことは事実であり，患者の知る権利にどう対応すべきか，倫理的考察の必要が生じている。

出生前診断のもっとも重要な倫理的問題は，高度な異常が診断された時の対応であり，命の選別(妊娠中絶)という優生思想とのかかわりを避けて通ることはできない。そのことに関してはのちに解説するが(p.98)，まずは出生前診断をめぐる問題が起こった実際の事例を挙げる。

高齢妊娠で生まれて
十二指腸閉鎖を合併したダウン症候群のかすみちゃん

42歳の夏子さん(仮名，以下同)は，すでに2人の健康な8歳と

4歳の男児を出産しているが，可能なら女児がほしいと思っていたところ自然妊娠となり，妊娠6週でかかりつけの産科医を受診した。夏子さんが42歳と高齢妊娠であるところから，医師は「染色体異常のリスクが高い。特にダウン症候群(以下，ダウン症)は1/50～1/100と若年妊娠の10～20倍となる」と説明し，出生前検査を受けることを勧めた。

夏子さんは信頼しているかかりつけ医の話に耳を傾け，出生前検査のいくつかの方法に関して意見を求めた。医師は，母子ともにもっとも侵襲が少ないのは母体からの採血で調べる方法であるが，母体血清マーカーは精度とその評価に問題があると考えており個人的には勧めていないと言い，最近わが国でもいくつかの基幹病院で可能となった，母体血内にある胎児由来のDNAを検査する出生前検査なら，夏子さんは適応となる年齢なので受けることが可能である，と説明した。夏子さんは，後者の検査費用が20万円以上かかることと，陽性の場合は確定診断に必要な羊水検査を受ける必要があるところから，母体血検査は受けず，妊娠週数が16週となった頃に羊水検査を受けることを選んだ。

◆ 妊婦健診の超音波検査でダウン症と診断

その後，妊娠12週の時に定期的な妊婦健診で受けた超音波検査で，胎児頸部皮下貯留液最大幅(nuchal translucency：NT)が5.0 mmであることが認められ，ダウン症の可能性が高いことが告げられた。夏子さんは，「高齢なので，そのリスクが高いことはわかっていました。せっかく授かった子どもですし，たとえこの子がダウン症であっても自然経過にまかせて産むつもりです」と語った。医師は，「妊娠16週に予定されている羊水穿刺は侵襲的

であり，頻度は1％以下であるが流産のリスクがあることから，結果にかかわらず妊娠を継続するつもりなら羊水検査は受けなくてもいいのではないか」と話したところ，夏子さんは「生まれる前にダウン症であることがわかれば，ダウン症の勉強や受け入れの準備をするつもりです」と答えた。

羊水検査の結果は21トリソミー（ダウン症候群）であったが，夏子さんは通常の妊婦健診を続け，経過中の超音波所見で心奇形などの異常所見は認められず，NTも次第に消失した。羊水過多の所見が認められたが，妊娠継続に問題をきたすほどではなく，前回帝王切開の適応で妊娠38週に帝王切開分娩となった。出生1分後のアプガースコアは8，5分後は9点で，出生体重2850gの待望の女児であった。

女児はかすみちゃん（仮名，以下同）と名づけられ，軽度の筋緊張低下，うなじの皮膚の弛み，ダウン様顔貌以外は特筆すべき異常が認められず，出生直後から母子同室となった。生後1日目から嘔吐が認められ，ダウン症であるところから十二指腸閉鎖が疑われた。生後2日目に上部消化管造影で診断が確定し，ただちに手術が行なわれ，生後7日目には再び母子同室となり，母乳指導を受けて退院となった。

両親はダウン症のことをよく理解していたが，長期的な経過などに不安があったため，退院前から臨床心理士やダウン症の家族の会を紹介され，そのサポートを受ける体制が整えられた。その後の外来フォローでは，かすみちゃんは2人の兄にもかわいがられて，ダウン症ながら医学的な大過なく経過していった。

◆ 高齢妊娠で発生率が高くなる事実を伝える責任

　染色体異常の発生率は妊婦の年齢に応じて高くなり，特にダウン症は，20歳では1/1177であるが，40歳では1/86と約14倍になることが知られている（表6-1）。その理由は，卵子の加齢によるものと考えられている。

　女性は，胎児期からすでに卵巣に卵子の基となる卵原細胞が形成されており，それが思春期以降に排卵が起こる際に減数分裂し，受精可能な卵子となる。すなわち生殖細胞は体細胞分裂と異なり，2つに分かれた染色体が各々1個ずつに分かれて染色体数が半分の23の生殖細胞となり，そのような卵子と精子が受精するので元の染色体数と同じ46となる。しかし卵原細胞が老化すると，卵子になるための染色体の減数分裂がうまくいかず，不分離という現象が起こって，2つに分かれるはずの染色体が2個のま

表6-1 母体年齢とダウン症発生頻度（出生数分の1）

母体年齢	ダウン症確率
20	1/1177
25	1/1040
30	1/700
35	1/295
36	1/236
37	1/186
38	1/145
39	1/112
40	1/86
41	1/66
42	1/50
43	1/38
44	1/28
45	1/21

是澤光彦：周産期領域における出生前診断の進歩．Fetal & Neonatal Medicine, 4 (3): 125-128, 2012 より

ま受精する。このため染色体数が1つ多い3個となり，これがトリソミーの原因となる。

　一方，男性の精原細胞も減数分裂によって精子になるので同様のことが起こる可能性があるが，精原細胞は出生後も新しくつくり出され続けることと，数億個の精子のなかで卵子にたどりついて受精に至るのは1個だけであり，異常な精子はその過程で淘汰されるところから，男性の年齢がトリソミーの原因になる可能性は小さい。

　夏子さんは42歳と高齢妊娠のハイリスクであり，医療者はその医学的事実を伝える責任がある。それにどのように対応するかは母親の自由意思（自律の原則：別章，p.226参照）であり，夏子さんのようにダウン症であっても挙児を希望する選択がありうる。わが国でもダウン症への理解が進み偏見が少なくなったことなどから，このような例が増えてきている。

◆ **検査の選択と結果にかかわる倫理的判断**

　この事例では，母親の夏子さんは出生前診断を受けることを前向きにとらえている。母体血によるスクリーニング目的の検査は，ダウン症でも産むことを決めているので無用であり，確定診断の羊水検査を選んだのは当然であった。

　私が1970年代後半に，北里大学で産婦人科の前田 徹助教授（当時）とともに遺伝相談外来を始めた頃は，羊水検査は「染色体異常があった場合は妊娠を中絶する前提」で行なわれていた。すなわち，当時は今回のように，「妊娠は継続するが，ダウン症であるかどうかを知りたい」という理由は受け付けなかった。

　夏子さんは，自分が高齢妊娠でダウン症の児を出産する可能性

83

が高いことを知っていながら，その場合でもダウン症を受け入れる考えで妊娠している。もちろんダウン症には心奇形などの重篤な先天異常を合併するリスクも高く，すべてこの事例のようにスムーズにいくとは限らないが，妊娠中絶に踏み切る場合は，ダウン症というだけでなく，合併する奇形の重症度による倫理的判断が行なわれるべきである。本事例も，ダウン症に合併する頻度が高い消化管奇形である十二指腸閉鎖であったが，十二指腸閉鎖そのものは比較的簡単な外科的手術で根治する疾患であり，その合併のみでダウン症児の予後を左右するものではない。

◆ 社会的支援の重要性

この家族，特に母親の夏子さんはダウン症自体をよく理解していたが，自分たちが先に年を取ってしまうので，長期的なダウン症の児の支援体制などを知りたがっていた。そのような不安をもつのは当然であり，医療的な面のみならず，社会的な支援グループとの接触は重要である。わが国はまだ欧米諸国に比べて遺伝カウンセラーや障害児のサポートシステムが十分に確立していないが，幸いこの事例では，退院前から家族と児を積極的に支援する配慮もなされていた。

ほとんどのダウン症は発達障害を伴うが，その程度には差があり，音楽・絵画・書道などの芸術面で優れた才能をもっている者が少なくない。それ以上に，いつも笑顔で相手にやさしい性格が特徴的で，「エンジェルベビー」と呼ばれている。事実，かすみちゃんは家族の一員として受け入れられており，むしろダウン症の妹をもつことが，2人の兄に，ともに生きるあたたかい心を育むうえでプラスの効果を生み出していると家族が語っていた。

出生前診断の方法とそれに伴う倫理的問題

　出生前診断には多くの手技や方法がある。表 6-2 は，行なわれる時期とその目的で分類したものである。

　スクリーニング検査と確定診断検査があり，前者は一般の妊婦を対象に超音波や母体血を用いて行なう検査で，後者はハイリスク妊婦を対象に胎児由来の検体を採取して行なう検査である。形態異常の事例では MRI や 3 D 超音波検査を行なう。ハイリスクとは，妊娠歴や家族歴から遺伝性疾患が疑われる場合と，スクリーニング検査で異常の可能性が見つかった場合のことをいう。このように一般的には，出生前診断はスクリーニング検査と確定診断検査の 2 段構えのシステムが取られる。

表 6-2 出生前診断の方法

妊娠が成立する前に行なわれる出生前診断
1．遺伝相談による発生リスクの予想
2．受精卵診断
妊娠成立後に行なわれるスクリーニング目的の出生前診断
3．母体血による出生前診断 　　トリプルマーカー(クアトロテスト)：妊娠 15〜18 週 　　母体血中の胎児 DNA 検査：妊娠 10〜15 週
胎児サンプリングによる確定診断目的の出生前診断
4．絨毛採取：妊娠 10〜14 週
5．羊水穿刺：妊娠 15〜18 週
6．胎児採血：妊娠 20 週以降
胎児の画像による出生前診断
7．超音波診断(妊婦検診時のスクリーニング)
8．MRI/CT(超音波で異常を認めた事例の確定診断目的)

◆ 遺伝相談(遺伝カウンセリング)

　出生前診断を行なう前段階に，遺伝カウンセリングがある。家族歴や分娩歴から，クライアント(受診者)となる妊婦が遺伝性疾患のキャリア(保因者)である可能性が高いと判断された場合は，妊婦と配偶者のDNA検査によって，過去に発生したものと同じような遺伝性疾患をもつ子どもが生まれる可能性や確率が検査できる。

　例えばダウン症の子どもを前回出産した場合，21番目の染色体全体が3個ある通常例の21トリソミーは，その妊娠の時に偶発的に起こったもので遺伝性がなく，再度発生する確率は一般妊婦とほぼ同じである。もし転座型の21トリソミーだった場合でも偶発性のものが多いが，両親の染色体検査を行なうことを勧める。どちらかがキャリアである場合は，再度ダウン症となるリスクが高いので，出生前診断が必要となる。

　このような遺伝カウンセリングにより両親の染色体やDNAの検査を行なうことになっても，多くはこれから妊娠する児のことであり，妊婦に行なわれる出生前診断に比べて大きな倫理的問題は生じない。しかし，キャリアであることをクライアントに告げることは，結果によっては生まれる可能性のある生命を左右することであり，医学的知識のみならず生命倫理の素養をもった遺伝カウンセラーの養成が必要である。

◆ 受精卵(着床前)診断

　受精卵を，すでに両親から独立した1個の生命体の始まりであると考えれば，異常が見つかった時に排除するのは「命の選別」につながるという議論が生じる。さらに高度な技術操作が加わる

ところから，生命を弄ぶという嫌悪感をもつ人もいるので，受精卵診断の適応には社会的コンセンサスを得る必要がある。

受精卵診断では，受精卵が4分割に細胞分裂した時点でその1/4の部分を使って遺伝子診断を行ない，残りの3/4の受精卵で体外受精をするが，その技術的・医学的問題はクリアされている。

この技術によって，妊娠後に異常と判明した胎児が中絶されるという，妊婦に対する医学的・心理的負担が避けられるメリットがあるところから，2015年現在，関連学会などは実施者，施設，適応，遺伝カウンセラーをはじめとした支援組織などに厳格な条件を設定して，限られた高度医療施設における実施を認める方針である。

◆ 母体血清中に含まれる胎児胎盤由来の物質の評価による胎児診断 (母体血清マーカー検査)

トリプルマーカー検査（α-フェトプロテイン，ヒト絨毛性ゴナドトロピン，エストリオールの3種類の物質），さらにクアトロマーカー検査（上記にインヒビンを加えた4種類の物質）は，それらの血清濃度の測定値からダウン症の発生確率が算定される出生前検査である。

もともとこの検査法は，二分脊椎の発生頻度が日本の3倍以上であったアイルランドで，そのスクリーニング法として開発され，ほぼ全例の妊婦に行なわれていた。たまたまダウン症においてもそれらの値が高いことが見つかり，ダウン症のスクリーニングも兼ねる検査となった。

わが国にも導入されたが，その検査精度は，ある異常が発生する「確率」を示すレベルであり，また，遺伝カウンセラーによる

サポートシステムが十分確立していないことから，陽性の判定の場合(偽陽性も含まれる)に安易に妊娠を諦める傾向があるため，日本産科婦人科学会などから注意を促すガイドラインや見解が出された。また厚生労働省も，1999年に「医師は妊婦に対し本検査の情報を積極的に知らせる必要はなく，本検査を勧めるべきでもない」という見解を出している。

この母体血清マーカーによる出生前診断法は，イギリスやアメリカでほぼルチーンのように普及しているが，その理由はダウン症だけでなく二分脊椎を同時に検査対象とするからであり，それらの障害児出生を減らすことの国家的利益を追求するという，英米文化の功利的な考え方が背景にあることを忘れてはいけない。

わが国では，二分脊椎の発生頻度がアイルランドやイギリスほど高くなく，ほぼルチーンに妊婦健診で行なわれている超音波検査でも二分脊椎が出生前診断可能である。それに加え，前述のごとく陽性には偽陽性が含まれ，安易に中絶される可能性があるところから，日本人類遺伝学会は，医療者がこの検査を勧めたり宣伝したりするような活動を戒めている。すなわち，妊婦が希望する場合はインフォームド・コンセントを取り，検査の前に遺伝カウンセリングを義務づけ，リスクが高い判定の時は必ず羊水検査により確定診断が必要なことを理解させる，という内容を含んだガイドラインを1998年に出している。

日本産科婦人科学会もこの検査には後ろ向きの対応であったが，2011年に行なわれた「出生前に行われる遺伝学的検査および診断に関する見解」の改定では，この検査に対する社会的な認識が進み，さらにカウンセリング体制も整ってきたことを理由に，妊婦にその検査の存在を知らせる方向の勧告に変わっている。

しかし，単に医学の進歩の成果だからと英米に追従する学会の姿勢は，異なった死生観や家族・親子の絆などに根ざしたわが国の倫理観への配慮に欠けていると考えられる。さらに二分脊椎のスクリーニングの研究から生まれ，その功利性故に国家や学会が全国規模に導入した英米とは異なり，わが国では民間企業の商業的宣伝が先導して広まったことにも違和感をもつ医療者は少なくない。

　もちろん，本検査は母子に非侵襲的な検査であり，国家あるいは学会規模で遺伝カウンセリングを含めたバックアップ体制を構築して，全妊婦を対象にスクリーニング検査として導入するなら，それなりの学問的福音が妊婦にもおよぶであろう。しかし，現在のようにハイリスク妊婦を対象として散発的に行なわれるレベルでは，ハイリスクと判定された妊婦はさらに羊水検査などの確定検査を受けなければならず，さらにローリスクとの判定でも一抹の不安をもって妊娠を継続することになる。したがって，ほぼすべての妊婦健診で超音波検査がルチーンとなっているわが国では，その出生前検査としての価値は高くないと考える。

◆ 無侵襲的出生前遺伝学的検査
(non-invasive prenatal genetic testing：NIPT)

　この出生前検査も，血清マーカーによる検査と同等に妊婦からの採血だけで行なうことができるため，母子には無侵襲であるという意味でこの名称で呼ばれる。しかし，陽性の場合は羊水穿刺という侵襲的検査が確定診断として必須であり，あえて無侵襲的と呼ぶのは被検者に安心感を与えるための恣意的な意図が感じられる。

個人的には「母体血中の胎児 DNA 検査」，あるいは，現時点では個々の DNA の遺伝子検査を行なうのではなく染色体異常の有無を調べるところから，「母体血中の胎児染色体検査」と呼ぶべきと考える。ただし，本書では便宜上略称の NIPT と呼ぶ。
　さらにマスコミが付けた「新型出生前診断」なる名称が出回っているが，悩んでいる妊婦へ医学の進歩による新しい福音のような印象さえ与えるものであり，用いるべきでない。わが国では，本当に必要とするハイリスク妊婦のみならず一般の妊婦にまで，この検査法が簡単に異常児のスクリーニングができる方法と受け取られがちになっている。

●検査の仕組み

　なぜ母体血で検査ができるのか。これは，胎児と母体を結び付けている胎盤の解剖学的構造を思い出せばよい。胎児の組織である絨毛は母体血と接してガス交換を行ない，母体から栄養分を取り胎児の老廃物を排出しているので，正常の妊娠であっても母体血中に胎児細胞成分が混じることは十分理解できるであろう。
　古くから，臨床的に胎児貧血となる母体–胎児間輸血症候群（fetal-maternal transfusion syndrome）だけでなく，正常な状態でもごく少量の胎児血が母体血に混入していることは知られていた。しかし，混入する胎児細胞は極めて少量であり，胎児細胞そのものを調べる方法は一般的検査ではなかった。ところが，1997年に高速遺伝子配列解読装置によって DNA 分析能力が飛躍的に進歩し，胎児細胞そのものでなく細胞から漏れ出た DNA 断片（cell-free DNA）を用いて，それが何番染色体に由来しているかを判定することができるようになった。

第6章　出生前診断のもたらす倫理的問題

●**検査精度**

　21トリソミーの場合の感度は99.1％で，特異度は99.9％であり，18トリソミーおよび13トリソミーの場合もほぼ同様の高い感度と特異度であった。すなわち，胎児が実際に21トリソミーの場合は99％の確率で診断され，21トリソミーでない場合の診断はほぼ100％正確である。つまり陰性の場合は21トリソミーを否定できるが，陽性の場合は1％(1/100)の確率で実は21トリソミーでない(偽陽性)可能性が残る。それ故，陰性の場合はさらなる検査はほぼ必要ないが，陽性の場合は羊水穿刺などによる確定検査が不可欠である。同様に，この検査は確定診断ではないので，すでに超音波検査などでダウン症の疑いが高いと診断されている場合は検査対象にならない。さらにNIPTを本当に必要とする35歳以上の高齢妊婦を対象とした時は，偽陽性の頻度がより高まる傾向が示されているので羊水穿刺はさらに不可欠となる。

　理論的には，そのDNA断片が胎児由来であることを確認できれば，多くの染色体異常の出生前診断が可能である。現在行なわれているNIPTは，そのDNA断片が何番目の染色体由来であるかを同定した結果を多数集積して解析し，それが正常の分布より多いかどうかを調べる方法であり，対象は頻度の高い21，18，13番目の染色体のトリソミーである。

　しかしこれまでの研究で，胎児は正常でも，胎盤に染色体異常(多くはモザイク型)が認められることが知られている。つまり，理論的には，胎盤由来の絨毛のDNAを検査するNIPTで染色体異常の結果が出ても，胎児自体は正常の可能性がある。すなわちNIPTで陰性であった場合は児も陰性と考えられるが，陽性で

あっても児は正常の可能性があり，必ず羊水検査での確認が必要な理由となる。

◉NIPT の倫理的問題

前述の母体血清マーカー検査のごとく，マスコミ報道やコマーシャリズムが先行することにより混乱を生じる恐れがあるところから，わが国では，日本産科婦人科学会や日本産婦人科医会などの医師らによって構成される「NIPT コンソーシアム」がパイロット的に限られた施設を認定したうえで，2013 年 4 月より臨床研究として NIPT が開始された。対象となる妊婦は，初診時に妊娠 10〜15 週で検査前に遺伝カウンセリングを受けており，臨床研究であることに同意したハイリスク妊婦[*1]である。2015 年時点では，検体(母体血)は 21 万円の検査費用でアメリカの検査会社[*2]に送られ，約 2 週間後に結果が戻ってくるという。

NIPT の大きな倫理的問題は，この検査法はスクリーニングであり確定診断ではないのに，陽性(ダウン症の疑いが高い)と出た時に次のステップの羊水検査の確定診断をせずに人工妊娠中絶してしまう妊婦がある頻度でいることである。仮に染色体異常の胎児の中絶を認める立場であったとしても，NIPT で陽性判定を受けて偽陽性であった中に正常な児の可能性があるところから，この検査の導入で本来生まれてくるはずだった生命が無視される非倫理性は，厳しく問われなければならない。

さらにこの検査で陽性となって羊水検査を受け，最終的に陰性

---

*1 出産予定時に 35 歳以上あるいは既往歴・家族歴から 21・18・13 トリソミーのリスクが高い者。
*2 シーケノム社：Sequenom，ヴェリナタ社：Verinata Health，アリオサ社：Ariosa Diagnostics。

となった場合でも，妊婦の受ける精神的トラウマは極めて大きい。もちろん陰性の場合は，ほぼ安心して妊娠を継続できるメリットを認めるところから，NIPTの一般的導入には，その陰の部分を少なくするさらなる医学的努力と生命倫理からの議論の集積が不可欠である。

　わが国にNIPTを導入するために，適切な遺伝カウンセリング体制を確立する必要があるという趣旨で立ち上げられた「NIPTコンソーシアム」は，臨床研究として，すでに2万例の妊婦のNIPTを行なっている。今後，研究体制を通してこの最新の出生前診断の恩恵をわが国の妊婦に還元するためには，学会や医療行政だけでなく，生命倫理の観点から国民の広い議論が展開されなければならない。

　さらに大きな生命倫理上の問題は，出生前診断すべてにかかわる優生思想による「命の選別」である。NIPTのような母体の採血という簡便な方法で，効率よく染色体異常が診断されるようになれば，安易に妊娠中絶が行なわれるようになることが危惧される。

　ボストン小児病院において，ダウン症の医学的・社会的サポートを行なっている施設の長であり，妹がダウン症をもつ小児科医スコトコ医師(Brian Skotko)は，NIPTについて「あらかじめダウン症をもつ児が生まれると知ることは，よりよい受け入れ体制の準備のために有用であり，NIPTの導入には，社会がダウン症を正しく理解し受け入れる体制の構築が大切である」と講演している。さらに，日本ダウン症協会代表理事の玉井邦夫氏が，「なぜダウン症を出生前診断の対象とするのか」とその倫理的妥当性に疑問を投げかけているごとく，わが国ではまだそのようなサポート

システムは発展途上であり，このまま NIPT が普及すれば不当にダウン症の児が選別されることが懸念されている。

◆ 胎児から検体を取る：絨毛採取，羊水穿刺，胎児採血

絨毛採取，羊水穿刺，胎児採血はハイリスク妊婦を対象とした確定診断であり，母体血からの検査に比べ専門的技術を必要とする。さらに羊水穿刺や絨毛採取による染色体検査には，それぞれ 0.3％と 1％の流産リスクがある。

絨毛採取は，妊娠の極めて早期 (妊娠 10〜14 週) から検査可能というメリットがあるが，東アジアの儒教文化の影響が強い国では男女産み分け (女児の場合に人工妊娠中絶されることが多い) に用いられるところから，倫理的に問題とされた。また流産のリスクがほかの方法より高いことと，1％ほどの確率で胎盤限局性モザイクがあり，胎児は正常でも検査上で染色体異常となることがあるところから，日本産科婦人科学会などの倫理規定では，妊娠早期に出生前診断を必要とする特別な事例以外は，絨毛採取を勧めていない。

羊水穿刺は，これまで長い臨床経験が積み重ねられており，現在ではもっとも一般的な出生前の確定診断目的で行なわれている。経母体的に子宮腔を穿刺して，羊水中に含まれる胎児由来の線維芽細胞 (fibroblast) を採取し，特殊な溶液で培養して細胞分裂時の染色体を観察する方法で，検査可能な時期は妊娠 15〜18 週の間である。さらに結果が出るまでに 2 週間かかるため，人工妊娠中絶が母体保護法で可能である妊娠 21 週までの時間的制限がある。羊水穿刺は，胎児の肺の成熟度を評価して未熟児の分娩時期を決めることや，羊水感染症の有無などのハイリスクの妊娠管

理目的でも広く行なわれている。

　胎児採血は，経母体的に臍帯から採血する高度なテクニックを必要とするので，一般的な出生前診断目的より，Rh 不適合妊娠例や重症な胎児胎盤機能不全例において，胎児の健康状態の評価目的で行なわれる。

◆ 超音波検査の胎児画像による出生前診断

　現在もっとも臨床の現場で行なわれている出生前検査の手技は，超音波検査である。超音波装置は「第2の聴診器」と呼ばれるほど普及し，すでにわが国では開業医や助産師による一般的な妊婦健診でも，ルチーンに超音波検査が組み込まれ，胎児発育・胎児の健康状態(well-being)・奇形の有無がチェックされている。実際には，その目的のほとんどは形態的な異常についての出生前診断であり，超音波検査によるスクリーニングで異常が疑われた事例において，MRI や CT による詳細な画像診断，さらに必要に応じて羊水穿刺などの確定診断が行なわれる。

　超音波による出生前診断において倫理的問題となるのは，ルチーンの検査で偶発的に見つかった必ずしも異常といえない「ソフトマーカー」と呼ばれる所見(脳室拡大，腎盂拡大，四肢や指などの軽度の異常)を家族に告げるべきか否かであろう。特に，1990 年頃より経腟的超音波検査が臨床の現場に導入されると，より早期から胎児の鮮明な画像が見られるようになり，妊娠初期にそれらの所見を告げると，妊婦は不安となり，不必要な中絶が行なわれるリスクが生じてきた。

　たまたま見つかったとはいえ，その所見は患者の情報であり，医療者はそれを伝える義務があるという考えがある一方で，その

所見は臨床的に問題とならないと説明しても，知ってしまった家族(特に母親)に心理的負担を加えるところから，慎重な対応が必要となる。さらにその所見が，次に述べる胎児頸部皮下貯留液最大幅(NT)であった場合，その所見を告げることの是非に関する倫理的問題が生じてくる。

　NTは妊娠初期にほとんどの胎児にある程度認められ，その最大幅は週数が進むにつれ変化して，異常でなくなる可能性が高い所見である。それが通常より厚く認められる場合に，ダウン症や心疾患の可能性があるところから，妊娠10〜14週にNTをチェックするダウン症のスクリーニング検査が提唱された。しかしスクリーニングから確定診断検査へのシステムが整っていないために，NTが確定診断とされた混乱の時期があった。

　やがて，妊娠初期にNTが大きくとも大部分は経過中に消失することや，またダウン症でもNTが大きくならない例も少なくないことが明らかとなり，NTは妊娠初期に認められる一過性の皮膚の生理的変化と理解されるようになったところから，前述のソフトマーカーの範疇に加えられた。しかし，NTがダウン症などの疾患とある程度の関連があることは事実であり，その取り扱いに関してはまだ議論されている。

　日本産科婦人科学会・日本産婦人科医会発行のガイドライン(2011)では，「産婦人科医はNT検査に関する情報提供の義務はない」とされている。一方イギリスでは，NTが厚いほどダウン症のリスクが高まるというデータに，母体年齢の要素を組み合わせた評価法を，実際の臨床のスクリーニングに導入している(図6-1)。

　両国のNTに対するスタンスの違いは，わが国では，NTの所

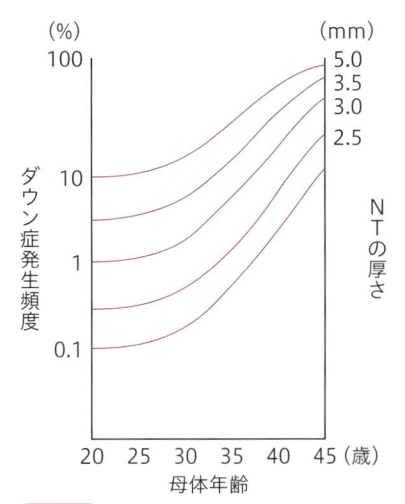

第6章　出生前診断のもたらす倫理的問題

図6-1 NTとダウン症発生の頻度におよぼす母体年齢の影響

増﨑英明：出生前診断(1)医療の側から．家永登，仁志田博司(編)：周産期・新生児・小児医療(シリーズ生命倫理学7)．丸善出版，124–137，2012/Nicolaides KH, Sebire NJ, Snijders RJM：The 11–14 week scan. Parthenon Publishing, 3–65, 1999 より

見に過剰に反応して結果的に正常であった児が中絶されるのを防ぐことを重視するのに対し，イギリスの対応は，ダウン症の出生をできる限りスクリーニングし社会的負担を軽減しようとする国家的功利主義からである。このように，各々の国の歴史・宗教・経済事情などの背景によって判断が異なるのが生命倫理であり，どちらが正しいという議論は不毛であることを理解しなければならない。

出生前診断にかかわる生命倫理的問題

◆ 検査の時期

　出生前診断には，妊娠早期に行なうスクリーニングとその後の確定診断があることはすでに述べた。胎児異常を早期に診断することは，横隔膜ヘルニアのように，よりよい医学的対応を可能とする意義がある。また致死的異常が診断された場合を考え，母体保護法で人工妊娠中絶が可能である妊娠満 22 週以前に診断される必要がある。

　すべての妊娠において早期からスクリーニングとして出生前診断を行なうことは，異常の児を早期診断するメリットがある一方，早期に診断されると，「健康な児を産みたい」，裏返せば「異常児は産まない」という優生思想により，十分臨床的に対応可能な事例が選別され，中絶される危険をはらんでいる。

　英米の考え方では，例えば感染症予防で全員に行なう予防注射のように，母体血清マーカーなどによる妊娠早期からのスクリーニングのような出生前診断は，国家的見地からメリットが大きいと判断される。しかし，出生という極めて個人的な事柄に関するわが国の感覚では，ハイリスクの妊娠例（前回妊娠が異常児，同胞に異常児，母親が高齢など）において，個別的に母親の同意のもとに行なうという考えが一般的である。

◆ 優生思想とのかかわり

　出生前診断の倫理的問題としては，命の始まりに人工的に手を加えることへの違和感そのものに加え，優生学的選別の思想があ

る。特にドイツでは，過去のナチス時代の反省から，優生思想や障害児への差別を防ぐというレベルを超えた「生命・人間の尊厳」に抵触した「胚保護法」があり，胚(受精卵)に人為的操作を加えることを禁じている。

さらに，出生前診断の時期は重要であり，母体保護法の第2条第2項に記載されている「胎児が，母体外において，その生命を保続することのできない時期」(妊娠22週未満相当)までに，致死的奇形などの診断がなされる必要がある。しかしその場合でも，わが国(およびドイツ)の法には人工妊娠中絶の条件に胎児条項がなく，異常児の妊娠を継続することは精神的に耐えられないという母体条項や，経済的に異常児を育てることができないという経済的条項の転用で対応している。

優生保護法から脱皮した母体保護法と堕胎法が，法的に出生前診断に連なる医療行為を規制している。しかしこのような法による規制よりも，医療者と患者家族さらに社会のコンセンサスによる倫理的な規制が重要であることはいうまでもない。

第49回日本周産期・新生児医学会(2013)の抄録に，「出生前診断で致死的疾患と診断され親が希望しない時にfeticide(胎児殺し)が認められる」という文言があった。それは過去に社会・経済的適応で「間引き」[*3]と呼ばれたinfanticide(嬰児殺し)から転用された言葉で，人工妊娠中絶の意味である。かつて，成育限界を超えた胎児の中絶が医療として行なわれていた時代に，胎児に対する尖頭術や子宮内断頭術などが産科手技として成書に記載されていたことを思い出す。本来「間引き」は，避妊の知識がないた

---

*3 生まれたばかりの新生児を死に至らしめ生まれなかったことにすること。

めに生まれた子に対し，貧しさ故に手を合わせて涙を流しながら行なったものであり，虐待のように子への愛情を欠いて行なった行為ではない。

　近年の胎児医学の発展により，すでに胎児は私たちと同等あるいはそれ以上の能力をもっていることが明らかになっていることを考えれば，倫理とはともに生きる前提からの思考であり，人工妊娠中絶を前提とするならば出生前診断そのものを見直さなければならないであろう。

◆ 滑りやすい坂道（slippery slope）問題

　現在の出生前診断においては，医学的適応がない限り，性別の診断や遺伝子診断は行なわないことなどが不文律となっている。しかし，検査技術が進歩するにしたがい，母体への負荷が少ない簡便な方法が普及すると，「重篤な遺伝性疾患にのみ適応する」という規制の枠が緩み，軽微な異常の発見からさらにはより元気な子どもの選別へと適応が広がる危険をはらむようになる。

　そのなかで，出生前診断による選別は，「致死的異常児を産まない」というレベルから，ダウン症の場合は「障害をもっているから」，口唇裂の児は「容貌がかわいそうだから」と段階的に変化していき，最終的には「自分の望む子ども」の出産へとエスカレートしていく。これを生命倫理の議論のなかでは「滑りやすい坂道（slippery slope）問題」と呼んでおり，「滑りやすい坂道」に入る前にきちんと危険性を論じておく必要性が知られている。

　さらに出生前診断の議論は「どのような子が生まれないようにするか」という観点から行なわれるのに対し，受精卵診断は「どのような子を産むか」という観点からなされうる。その典型が，

現在ではまだ小説の世界にしか存在しない話であるが,「デザイナーベビー」*4 と呼ばれる,着せ替え人形のように好みの特徴をもつ赤ちゃんを親が選択する事態である。

デザイナーベビーに類似した出生の選別が現実に起こった例として,重症免疫不全の子どもを救うため,正常な同胞を骨髄移植目的で出産した例が知られている。このような目的で人為的に子どもが生み出されることは,「命・人間の尊厳」の倫理的原則からは外れる行為と見なされるものであり,滑りやすい坂道に足を踏み入れる危険をはらんでいる。

◆「母体を介する」特殊性

第5章でも述べた「The Fetus as a Patient」という学会にはすでに30年以上の歴史があることからわかるように,現在では心臓手術まで含めたさまざまな胎児治療が行なわれている。胎児の疾患が出生前に診断され,生まれたあとの新生児同様に治療を受けることができる時代となったことは,かつて大人にできる治療が子どもに,さらに子どもにできる治療が新生児に,と進歩したごとく,新生児にできることが胎児になされるようになったという,医学の進歩の当然の歩みである。それ故,胎児に医療を行なうことの是非は,胎児医療そのものではなく,「母体を介する」という特殊性に主眼を置いた倫理的議論によって問われるべきである。

第5章の胎児の人権の項で触れたプロライフとプロチョイスの議論(p.66)は,出生前診断をめぐる生命倫理としても多くの問

---

*4 受精卵の段階で遺伝子操作を行なって生まれた子どものこと。髪や目の色など外見や,疾患の有無を選択する。

題を提供している。しかし実際の出生前診断の臨床の場においては，胎児は母親とは異なった遺伝子をもつ1人の人間であるとしても，医療はすべて母体を介して行なわれるため，「出生前診断を行なうか」あるいは「産むか産まないか」の判断を下すのは母親である。母と子の命を対象とする周産期医療においては，「2つの命を比べることはできない」という生命倫理の公正(justice)の原則(別章, p.227参照)を離れて，母親の命を優先するという生命倫理的特徴があり，極言すれば出生前診断においても，胎児の生死が母親の手に握られているといえよう。

◆ 偽陽性に対する「fail safe」

　一般の医療における原則である「フェイルセーフ」(fail safe：安全なほうに間違う)とは，例えば感染症かどうか迷った時に治療せずに死亡してしまうよりも，治療を開始して結果的に感染症でなかったという間違いのほうが安全という考え方であり，「疑えば治療する」方針である。同様に，新生児の代謝異常のマススクリーニングにおいても，治療できる疾患を1人でも見逃さないために，できるだけ偽陽性の幅を広げている。しかし出生前診断においては, NIPTの倫理的問題でも触れたように, 偽陽性判定によっては生まれるべき児の命が奪われる可能性を生み出すところから，マススクリーニングとは逆の解釈となり, fail safeの原則を離れる。

　出生前診断において，「異常児を見逃すリスク(罪)」と「正常児を異常と診断するリスク(罪)」を比べてみよう。ダウン症を見逃しても，児は生まれたあとに家族や社会のケアを受け幸せな人生を生きることができるであろうが，正常児をダウン症と診断して中絶となった場合は，1つの尊い命を失うこととなる。すなわち

出生前診断においては，正常を異常と誤診する罪は，異常を正常と誤診する罪とは比べものにならないほど大きいのである。

このように出生前診断の場合は，正常児を異常と誤診する罪は大きいので，確定診断がつくまで異常と判断しないことを基本姿勢としなければならない。

◆ **出生前診断を受ける患者側に担保されるべき権利**

出生前診断がもつ，ほかの医療分野と際立って異なる生命倫理的特徴は，胎児を対象とするところから，致死的疾患や極めて予後不良な事例において，その生命を抹消することを前提とした優生学的医療行為が行なわれうることである。医療者が正しい生命倫理観をもった医療を行なうべきであるが，同時にそれを受ける患者側に以下のような権利が担保されなければならない。

①医学的有用性とそのリスクなど情報提供を求める権利

診断は専門的な医学的内容に基づくものであり，検査の前に時間をかけたインフォームド・コンセントが必要である。

②検査を受けない権利，および偶発的に見つかった異常を知らされない権利

ダウン症のリスクが高い妊婦でも，国家的功利性で検査を強要することは基本的人権に抵触する。超音波検査などで見つかるソフトマーカーだけでなく，ダウン症などの異常所見も，検査結果を希望しない場合はあらかじめ医療側に伝えることができるよう，その機会をつくる必要がある。

③遺伝カウンセラーなどによる結果に対する適切なサポートを受ける権利

本来は，異常が判明した事例だけでなく，出生前検査の前にカ

ウンセリングを受けるべきである。残念ながらわが国の遺伝カウンセラーなどのサポート体制は未だ不十分であり、早急なその整備が望まれている。

④異常であっても容認する(中絶をしないで妊娠を継続する)権利

　ダウン症など，家族と社会のサポートがあれば幸せな人生を送ることができるような疾患だけでなく，第9章で提示した無脳児のような致死的疾患(p.163)でも，妊娠・分娩は妊婦の選択によるべきである。

　しかし，どのような決定をしようが，その結論に至るプロセスが大切であることを附言する。

文献
1) 鈴森薫：出生前診断とバイオエシックス．仁志田博司(編)：出生をめぐるバイオエシックス ── 周産期の臨床にみる「母と子のいのち」．メジカルビュー社，123-158, 1999.
2) 増崎英明：出生前診断(1)医療の側から．家永登，仁志田博司(編)：周産期・新生児・小児医療(シリーズ生命倫理学7)．丸善出版，124-137, 2012.
3) 河原直人：出生前診断(2)生命倫理の側から．家永登，仁志田博司(編)：周産期・新生児・小児医療(シリーズ生命倫理学7)．丸善出版，138-151, 2012.
4) 是澤光彦：周産期領域における出生前診断の進歩．Fetal & Neonatal Medicine, 4 (3)：125-128, 2012.
5) 古庄知己：新生児領域における出生前診断の進歩．Fetal & Neonatal Medicine, 4 (3)：130-135, 2012.
6) 厚生科学審議会先端医療技術評価部会，出生前診断に関する専門委員会：母体血清マーカーに関する見解(報告)．1999.
http://www1.mhlw.go.jp/houdou/1107/h0721-1_18.html ［2015/6/1 アクセス］
7) 日本人類遺伝学会：日本人類遺伝学会倫理審議委員会の母体血清マーカー検査に関する見解．1998.
http://jshg.jp/introduction/notifications/19980119.html ［2015/6/1 アクセス］
8) 日本産科婦人科学会倫理委員会，母体血を用いた出生前遺伝学的検査に関する検討委員会：母体血を用いた新しい出生前遺伝学的検査に関する指針．2013.
http://jams.med.or.jp/rinshobukai_ghs/policy.pdf ［2015/6/1 アクセス］

第6章 出生前診断のもたらす倫理的問題

9) 日本産科婦人科学会(理事長 吉村泰典),倫理委員会(委員長 嘉村敏治):「出生前に行われる検査および診断に関する見解」改定案(平成23年2月26日).2011.
http://www.jsog.or.jp/news/pdf/shussyouzenkenkaikaitei_20110206.pdf
[2015/6/1 アクセス]

10) 日本産科婦人科学会(理事長 小西郁生),倫理委員会(委員長 落合和徳):「出生前に行われる検査と診断に関する見解」の改定(平成25年6月22日).2013.
http://www.jsog.or.jp/ethic/H25_6_shusseimae-idengakutekikensa.html
[2015/6/1 アクセス]

11) 日本産科婦人科学会,日本産婦人科医会(編):NT(nuchal translucency)肥厚が認められた時の対応は? 産婦人科診療ガイドライン産科編2011.日本産科婦人科学会,54-58,2011.

第7章

遺伝子をめぐる生命倫理

　第6章で着床前に行なう受精卵の遺伝子検査に触れたが，そのような出生前診断とは違った次元で，遺伝子に人為的な操作を加えること自体に倫理的な問題がある，と考える人が少なくない。それは，遺伝子とは人間の根源的な存在を左右するものであり，遺伝子に触れることは人間の尊厳に触れることである，と感じるからであろう。

　生命倫理が，医学・医療においてその重要性を増してきたのは，第2章でも述べたごとく，医学の進歩が一般の人々に理解され受け入れられる前に，実際の臨床の現場に出現してしまうからである。これまでの遺伝の考え方とは大きく異なった分子生物学的概念に基づく遺伝子への操作は，その典型的なものであるといえる。

　本章では，学問的に遺伝子とはどのようなもので，現在医療においてどのような操作が加えられており，それらはどのような問題を含んでいるかを，生命倫理の観点から俯瞰してみる。

遺伝子と DNA

　親から子にその形質が伝わる遺伝のメカニズムは，DNA と呼ばれる物質によることが明らかにされた。そのことは，進化論や医学・医療に革命的な変革をもたらしただけでなく，生命倫理の世界にも大きな影響をおよぼした。

◆ DNA の構造

　私たちの体は，DNA からつくり出されるアミノ酸が組み合わさったたんぱく質からできる。その起源は約 37 億年前の原始の海の中で，ある偶然から生まれた RNA(ribonucleic acid：リボ核酸)であり，それがより安定した形の DNA となり，長い年月をかけて変化してさまざまな生命体をつくり上げてきた(フォーティ，2003)。その進化の過程をたどれば，アメーバのような原生生物から複雑な生命体である人間まで，その基本的な DNA の構造は同じであり，地球上の全生命体の起源は 1 つであることを忘れてはいけない。それは本書のタイトルが物語るように，倫理の背景にある「ともに生きるあたたかい心」の根源の「連続と不連続の思想」に触れる重要な事柄だからである。

　DNA と RNA は，アデニン(A)，グアニン(G)，シトシン(C)，チミン(T)の 4 つの塩基成分が長く連なり，A と T および G と C がペアとなる組み合わせで，二重らせん構造となっている。それは細胞分裂時に 2 つに離れたあと，各々が，A(T)は T(A)を，G(C)は C(G)を選び出して元と同じ DNA となるので，倍のDNA ができる(図 7-1)。この過程でのさまざまな組み換えのミスが遺伝性疾患の原因となる。現在は，DNA の 30 億個以上の

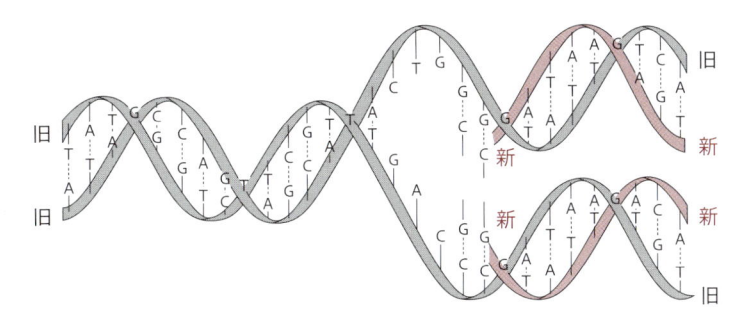

図 7-1 DNA の二重らせん構造と複製の機序

塩基配列(DNA sequence)が高速で分析できるようになり，人の全遺伝情報(genome：ゲノム)が解読され，どの部分に異常があるのかピンポイントで解明できるようになった。

染色体は DNA とたんぱく質の複合体であり，私たちの染色体は父親と母親由来の半分ずつからなっている。体細胞が分裂する時に染色体は倍になり，2 つの細胞となるが，生殖細胞は各々 1 個ずつに分かれ(減数分裂)，受精して 1 つの細胞となる。その際に 1 個ずつに分かれない(不分離)まま受精すると，染色体の数が 3 本になってしまう。それが 21 番目の染色体に起こるとダウン症(21 トリソミー)となる。

◆ **遺伝は成育環境の影響を受ける**

生まれてくる子どもがどのように発育し成長するかは，昔から「氏と育ち」といわれてきたが，「氏」とは家柄すなわち遺伝であり，「育ち」とは成育環境のことである。これまで，子どもの体格・能力・性格は遺伝が決定的な要因と考えられていたが，現在では一卵性双胎の児の研究などから，遺伝と成育環境がそれぞれおよ

ぼす影響の比は3対7ほどと，環境因子がDNAによる遺伝情報より圧倒的に大きいことが明らかになってきている。これは，DNAに書き込まれている遺伝情報が，ジグソーパズルのように1つひとつピッタリとはめ込まれて1枚の絵(1人の人間)になるのではなく，絵具とラフなデッサンの組み合わせのように，どの絵具とデザイン(遺伝情報)をどう使うかが養育環境によってさまざまに異なることを示している。

　このように遺伝子は環境の影響を受け，さらにそれは次世代にも影響をおよぼすことから，同一の遺伝子がどのように多様な表現を生み出すのかを研究する「エピジェネティクス」(epigenetics)という新しい学問分野が拓けてきた。例えば，子育てに熱心な系(マメ系)のマウスの子どもを，子育てをあまりしない系(ズボラ系)の親に育てさせると，本来はマメ系であるはずの子どもが，親になった時ズボラ系の親のようになるだけでなく，さらにその子どもまでズボラ系になってしまう。また，その逆にズボラ系のマウスの子どもをマメ系母親に世話させると，ズボラ系であるはずの子がマメ系になるだけでなく，その子どももマメ系になることが示されている(山元，2006)。

　このように，多くの遺伝情報の生まれて来る子どもに与える影響は絶対的なものではなく，むしろ環境の影響を受ける余地が大きい。これは，予後が絶対的に不良と考えられている13トリソミーの児でも，主治医を見ると走り寄って抱きつくというような驚くほど高い能力をもつ事例があることからも理解されている。私達は，単に予後不良な疾患であるという遺伝情報だけでなく，どのような環境で養育されるかなどを含めた，極めて多くの要素が関与し合う，複雑系(ワールドロップ，1996)と呼ばれる自然の

いとなみに畏敬の念を抱かなければならない。

ハンチントン病の母親をもつ40歳の妊婦, さやかさん

　40歳のさやかさん（仮名，以下同）は，母親がハンチントン病で亡くなっている。ハンチントン病はPCR法でほぼ100％診断可能であるが，さやかさんは遺伝子診断を行なっていない。夫はさやかさんの家系の事実と，ハンチントン病がどんな遺伝性の病気であるかを理解していることから，子どもをもつことをためらっていたが，さやかさんがたまたま妊娠したところから2人で話し合い，神様のお授けと挙児を決心した。

　大学病院を受診したところ，「高年初産のためダウン症のリスクが高い」と出生前診断の説明を受けた。その際に，さやかさんの母親がハンチントン病であったことから，さやかさんは50％の確率で原因遺伝子を有している可能性があり，母親が保因者[*1]である場合は，生まれてくる児も50％の確率でハンチントン病となる可能性があると知らされた。さらに，もし胎児が保因者であった場合は，さやかさんは100％保因者であることがわかってしまう。児の出生前診断をすることで，さやかさんが知りたくないと考えていた，「自分がハンチントン病を発病するかどうか」がわかってしまう。そのうえに，両方ともまったく異なった疾患であるが，ハンチントン病もダウン症も治療法があるわけではない

[*1] 責任遺伝子をもっている者。この場合は優性遺伝であり，「未発症者」とも表現できる。

ため，遺伝子診断は受けないことを夫婦で話し合って決めた。

　幸い 38 週 0 日で 2850 g の元気な女児を出産し，母子ともに順調な経過で 1 か月健診を受けた。その折に，新生児科医に「ハンチントン病となる可能性は最大母親で 50％，赤ちゃんはその 50％で 25％である。万一そうだとしても成人になるまでは発症しないのだから，子育てを楽しんでください」と言われた。それに対しさやかさんは，「私たちにとっては確率でなく罹患すれば 100％であり，その事実を受け入れながらも今までどおり前向きに生きていく，と夫と話しました」と明るく答え，児の 2 か月時の予防注射の予約をして帰った。

◆「知らないでいる権利」を守る

　ハンチントン病は，舞踏病と呼ばれる不随意運動や，精神症状と認知症を主症状とする慢性進行性神経変性疾患であり，最終的には人格の障害をもたらし，日常生活に全介助を要する遺伝性疾患である。わが国の発症率は人口 10 万人あたり 0.5 人と，白人の約 1/10 である。その病因遺伝子は第 4 染色体短腕にあり，CAG という 3 つの塩基のくり返し配列が長いためにつくられるアミノ酸（グルタミン）が，36 個以上に長くなることが異常をもたらすため，ポリグルタミン病とも呼ばれる。

　常染色体優性遺伝様式をとるなかで，ハンチントン病は環境による発症率の差異はなく，ほぼ完全浸透（100％発症）の遺伝病とされており，多くは両親のどちらかが本症に罹患している。罹病期間は 10〜20 年で成人になって発症（好発年齢は 30 歳代）するため，多くの少年・青年期は正常な社会生活が可能である。現時点では治療法がなく，また重篤かつ悲惨な予後を有する疾患であ

ることから，遺伝子診断を実施する場合には，倫理的配慮および診断確定後のケアが不可欠である。一般的に本事例のごとく，未発症者では遺伝子診断は行なわない。

　本事例は，児の遺伝子診断を行なうことで，児のみならず母親も未発症者か非保因者(正常)かが判明する。それは，それまで正常な社会人として生きてきた母親に悲惨な自分の行く末を示すことになる可能性があり，それを知りたくないという母親の権利を侵害することになる。

　このことは，第6章で触れた出生前診断同様に，これまで知らないことで幸せだった妊婦が，学問の進歩の名のもとに，望まないデータ(unwanted data)を突きつけられる時代となったともいえる。医療者は，母と子の両者の立場から考えなければならない。

　しかし，遺伝子診断によって，クライアント(遺伝相談を受ける人)が起こりうる問題に対する心構えをすることができたり，カウンセラーから疾患に関する情報を入手できるというメリットがあることは事実で，本人が希望する限りにおいて，発症する前の遺伝子診断は禁忌ではない。

遺伝相談をめぐる倫理的問題

　私が新生児科の責任者となった1978年頃は，遺伝カウンセラーのような臨床遺伝の専門家はほとんどいなかった。そのため，当時の厚生省が支援する医療関係者向けの遺伝相談講習会(第2期生)を受け，NICU退院児の家族や遺伝性疾患のハイリスクの家族を対象に，染色体の専門家であった前田徹医師(当時，北里大学産婦人科助教授)とともに北里大学病院で遺伝相談外来を行

表 7-1 北里大学病院で行なっていた遺伝相談の進め方

①問題となっている異常の正しい診断(診断の確立)
②家系・血縁に関する正確な情報(家系図の作成)
③上記の情報に基づく遺伝様式・危険率の推定(文献学的検討)
④起こりうる問題の重症度,治療法の有無,出生前診断の可能性の検討
⑤相談者(クライアント)の社会環境,家族状況の把握
⑥相談者の理解力を考慮した,正しい遺伝学的情報の伝達(カウンセラーの個人的見解は加えない)

なっていた。表 7-1 に当時行なっていた私たちの遺伝相談のステップを示す。

◆ 臨床には専門的な遺伝カウンセラーのサポートを

アメリカでは,私がジョンズ・ホプキンス大学で新生児医療に携わった 1972〜1974 年には,すでに遺伝カウンセラーを中心としたチームが臨床家をサポートしていた。同国のサラ・ローレンス大学で遺伝カウンセラー養成が開始されたのは 1969 年という。北里大学に日本初の遺伝カウンセラーの養成コースができたのは,なんとその 30 年以上後の 2003 年であった。

上記の遺伝相談は,そのようなわが国の状況のなか,新生児科医としての必要から暗中模索で開始したものであり,現在の専門的な遺伝カウンセラーがクライアントの置かれた社会環境や心理面にまで考えをおよぼしてサポートするレベルにはほど遠いもので,今思い出しても汗顔の至りである。

近年,ようやくわが国でも遺伝相談における専門的なカウンセラーの養成が軌道に乗り,また分子生物学的研究も飛躍的に進歩して,とても一般臨床の片手間では追いつけない時代となった。

私も，女子医大に移ってからは当然のことながら専門家に託している。

　しかしながらある意味では，あらゆる疾患に程度の差はあれ遺伝的な要素が含まれており，医療者はその基礎的な素養として，日進月歩の遺伝学の基本的知識をもって対応することが必要である。特に周産期・新生児医療においては，遺伝的原因が色濃い疾患に遭遇する機会が多く，患者家族は遺伝という言葉に極めて敏感になっている。安易に遺伝という言葉を用いることに注意が必要である。

　先天性風疹症候群のように，先天性疾患すべてが遺伝性というわけではないことや，染色体の受胎時の不分離によるダウン症は遺伝によるものでないことは学問的に明らかである。このような学問的事実を家族へきちんと説明しない，あるいは知識やシステムが不十分で適切な対応をできないからといって，母親が謂われのない周囲からの冷たい目に晒されることは，現在の医療レベルではあってはならない。

　このような遺伝性でない先天性疾患だけでなく，メンデルの法則に従わない多遺伝子による疾患[*2]においても，訓練された遺伝カウンセラーの協力を必要とする。担当医などが，自分の限られた経験や知識で家族に遺伝性疾患を説明する弊害の大きさを考えれば，遺伝相談においては，知識のみならず倫理学的素養が必要であることは明らかであろう。

---

*2 多くの遺伝子が関与して発生する広い意味の遺伝性疾患。

組み換え DNA 技術の発展と科学者たちの倫理的対応

　遺伝子操作(genetic engineering)そのものは，古くから農業や畜産業などで，種の掛け合わせによってよい品種をつくる選択的育種(selective breeding)として行なわれてきた。近代においても，放射線照射による突然変異造成(mutagenesis)や，薬物処理による種なしブドウのような，人工的操作による自然界にない種の作成が試みられてきた。現代社会において遺伝子操作が社会的・倫理的問題として取り上げられるようになったのは，遺伝子そのものに直接人工的な操作を加える「組み換え DNA 技術」(recombinant DNA engineering)が開発され，研究のレベルを超えて，実際の農業や畜産業のみならず，医療の世界にも応用されるようになったからである。

　組み換え DNA 技術とは，まず，ある必要な遺伝情報をもつ DNA を「制限酵素」と呼ばれる特殊な酵素を用いて切り取る。そして，その遺伝情報を別の細胞に運び込む「ベクター」(運び屋)となるプラスミドの中に組み込むことにより，そのプラスミドを介して，必要な遺伝情報を別の細胞内の DNA に取り込む操作である。言い換えれば，制限酵素という糊と鋏で DNA の遺伝情報を切って，ほかの DNA に貼り付ける操作といえよう。

◆ 導入をめぐるモラトリアムの歴史

　この組み換え DNA 技術が開発された時に，それが生命のあり方そのものに触れる画期的なものであったことから，研究者が自己規制を行なったという，生命倫理を考えるうえで特筆すべき歴史があった(表 7-2)。

第7章 遺伝子をめぐる生命倫理

表 7-2 研究者らによる組み換え DNA 技術抑制の歴史的経緯

年	出来事
1970	● 組み換え DNA 技術の開発（Paul Berg）
1971	● 組み換え DNA 実験の危険性の指摘 （Cold Spring Harbor Tumor Virus Workshop）
1973	● 第 1 回アシロマ会議（Asilomar Conference 1） （Conference on Biohazards in Biological Research） 「腫瘍ウイルスのバイオハザードに関する議論」 ● 核酸に関するゴードン会議 （Gordon Conference on Nucleic Acids） 制限酵素使用の技術公表：「組み換え DNA の安全性の論争」 ゴードン会議書簡『Science』（1973 年 9 月 21 日号）掲載 ● 米国科学アカデミー（NAS）・アメリカ医学アカデミー（NAM）に検討委員会設置要請
1974	● アメリカ科学アカデミーに Committee on Recombinant DNA Molecules 設置 ● 実験の自発的モラトリアムを公表（『Science』，『Nature』などに掲載） ● NIH に Recombinant DNA Molecule Advisory Committee（RAC）設置
1975	● 第 2 回アシロマ会議（Asilomar Conference 2） （International Conference on Recombinant DNA Molecule Research） 組み換え DNA 操作の公的（NIH）ガイドラインの基礎となる討論
1976	● NIH「組み換え DNA 実験ガイドライン」発表
1977	● Falmouth Workshop 大腸菌 K-12 株を使用する DNA 組み換えのリスク評価が行なわれ，極めて低いことが示される
1978	● Ascot Workshop ウイルスを使用する DNA 組み換えのリスク評価が行なわれ，ウイルス自体より高くないことが示される
1978〜1986	● 第 1〜9 次までのガイドライン改定 制限や禁止条項などのリスクアセスメントの結果に従い，漸時緩和の方向

1970年,アメリカの生化学者ポール・バーグ(Paul Berg, 1926〜)がバクテリオファージ*3を用いて動物の腫瘍ウイルス(SV40)を細胞内に入れる実験を行なったのが,組み換えDNA技術開発の夜明けであった。その時に実験にかかわった若い研究者が,自分が行なっている研究が「SF小説のように,人類の未来に大きな害をもたらす可能性はないだろうか」と素朴な疑問をもったことがきっかけとなって,その技術を用いた実験を自主的に中止するという「モラトリアム」*4を研究者自身が決めることになった。それは,環境学者や宗教家など周囲からの圧力でなく,科学者たちがその良心に基づいて,一時的ながら自分たちが研究を進めることの是非を考える時間をもったという,生命倫理を考えるうえでの歴史的な出来事であった。

　1974年,アメリカ科学アカデミーは組み換えDNA検討委員会を設け,組み換えDNA実験の自発的中止を『Science』や『Nature』などの雑誌に公表した。それに引き続いて1975年にカリフォルニア州のアシロマで開かれた会議(Asilomar Conference)にて,生物学的および物理的封じ込めを含む組み換えDNA操作のガイドラインが討議され,翌1976年にはアメリカ国立衛生研究所(National Institutes of Health:NIH)から公式にDNA実験ガイドラインが公表された。日本においても,1979年には同様な組み換えDNA操作のガイドラインが出されたが,それらはNIHより厳しいものであった。

---

*3 細菌に感染し,菌体を溶かして増殖するウイルスの総称。核酸と少数の酵素をたんぱく質の殻で包んだ簡単な構造をもち,それぞれ特定の細菌種にのみ感染する。
*4 執行猶予。安全確認まで一時的に止めること。

その後の研究により，「組み換えDNA操作は，従来行なわれていた古典的遺伝子操作よりリスクが高い証拠はなく，むしろ正確な遺伝子情報が手元にあることから，DNA操作された生物にどのようなことが起こるかが予想できる」ことが確認された。これにより，未知の生命体が生まれる可能性があるという危惧による厳しい規制管理は大幅に緩和され，研究が再開されている。現在においても組み換え遺伝子の食品が拒否されたり，DNA操作された小動物が厳しく管理されているが，それらは時代とともに鎮静化することが予想される。

　しかし，当初の不安は妥当な不安であり，それがアシロマ会議を開かせ，真剣にそのリスクを考える歴史をつくったことの重要性を理解しなければならない。倫理とはこのように，新しい研究などが私たちに何をもたらすか不明な時に，みんなが英知をもちよって考えることなのである。

◆ 遺伝子操作の倫理的問題

　現在でも，遺伝子操作という言葉そのものに生命や人間の根源に触れる行為のような響きがあることから，遺伝子操作自体が非倫理的であるとする考えがある。しかし医学における治療の歴史を考えれば，それ自体を問題にする必要がないことがわかるだろう。

　かつて病気の病態も原因もわからなかった時代には，熱が出たら冷やして症状を軽減するレベルの治療が行なわれていた。しかしその病態がわかるようになると，貧血に対する輸血のような，病態に対する治療が行なわれるようになった。さらにその病気の原因がわかれば，感染症に対する抗生物質のように，根源的治療

が行なわれるようになった。遺伝子治療はさらに一歩進んで，その病気を起こす素因に迫る治療であり，医学・医療の進歩が必然的にたどりつく先であり，それ自体を非倫理的と考えるには値しない。

　過去においては，DNAを扱うこと自体が重大なプライバシーの侵害のようにとられ，裁判でDNA鑑定を行なうことは倫理に反すると非難されたり，倫理委員会で研究会課題にDNA検査の文字が含まれていただけで非倫理的と却下された時代があった。それはDNAに対する理解が不十分で，その人物のすべての情報がDNAからわかると誤解されていたからである。

　確かにDNAは個人を同定できる情報を有するが，名前や住所のようなプライバシーに抵触するデータ同様に，適切な管理下で扱えば，DNA検査自体が生命倫理に抵触することにはならない。このことは，近年ようやく理解されるようになった。これまでの社会一般のDNAに対する過剰な反応は，新しい進歩が導入され，社会に受け入れられていく過渡期の現象であったといえる。

遺伝子治療および幹細胞治療をめぐる生命倫理

　遺伝子治療とは，DNAの中の正常に機能しない遺伝子を補うために，組み換えDNA技術を用いて，正常な遺伝情報をもつDNA部分を組み入れて治療する方法である。これまで臨床で明らかな成果を上げている例として，1990年にアメリカにおいてアデノシンデアミナーゼ欠損症による重度免疫不全患者に対し，欠損している遺伝子を患者の骨髄細胞に組み込んで患者の体内に戻す方法が知られており，日本でも1995年に同様の技術を用い

た成功例が報じられている。

◆ **医学的問題の解消後に残る倫理的問題**

　現在のところ，多くの遺伝子治療はまだ実験的段階であるという医学的問題が残されているが，遺伝子という言葉に対する社会の受け入れが不十分という以外は，その方法論そのものに倫理的問題はないと考えられている。しかも，この分野の医療は急速な進歩を示しており，実験的という患者側に不安をもたらす側面は解消されつつあり，さらに多くの遺伝性疾患が治療対象となることは間違いない。

　幹細胞治療は，通常の細胞となる前段階の細胞である幹細胞(stem cell)を用いた治療である。幹細胞は，自分と同じ細胞をつくる能力(自己複製能)と別な細胞(多くはより成熟した細胞)に分化していく能力をもつ細胞で，現在すでに，骨髄や臍帯血から取り出された造血幹細胞が，白血病の治療などに臨床応用されている。それらは生体から取ったが故に，移植した幹細胞がそれを受けた患者に対して免疫学的な拒絶反応を起こす，移植片対宿主病のリスクがある。しかし，その予防は技術的に対応可能であり，倫理的問題ではない。

　このような高度な医療に高い理念で取り組んでいる研究者や医療者がいる一方で，わが国ではきちんとした法的な規制がないことから，アンチエイジング(若返り)などを謳ったビジネス志向の幹細胞治療が野放しになっていることが，現在問題となっている。このことは，後述する生殖医療にも共通する医療倫理の欠如によるものであり，学会などの専門家集団がイニシアティブを取って行政と司法に働きかける必要がある。

◆ 再生医療に潜む「滑りやすい坂道」

　幹細胞治療は，機能が欠如した臓器を新しい細胞の増殖で補っていくことから，再生医療とも呼ばれている。受精卵の4〜8分割という極めて初期の段階の細胞(ES 細胞：embryonic stem cell)は，全能細胞と呼ばれ，どのタイプの細胞にも変わりうる能力をもっていることから再生医療には最適で，動物実験では種々の組織や臓器を人工的につくり出す技術が開発されている。それらは自己と同じ DNA 情報であるところから，ES 細胞からつくられた臓器を用いれば拒否反応が起こらないという，夢の移植医療が可能となる。

　一方，人間への応用に関しては，ES 細胞は，命の始まりと考えられている受精卵から取り出さなければならない故に，現状ではその取り扱いに倫理的な厳しい規制が加えられている。このことについて，「22 週未満の胎児の中絶が認められているのになぜ？」と疑問を投げかける意見があるが，それに対して倫理学者は「滑りやすい坂道」の論理で答えている。すなわち，ES 細胞の自由な利用を認めることは，人間の命を取り扱う技術が危険な広がりを見せる危険性を含んでいるのである。ただし将来的には，厳しい規制を設けることで，ES 細胞の臨床応用が可能となる時代になるかもしれない。

　このような理由で，現状では ES 細胞が用いられないことから，その分野で現在もっとも注目を浴びているのが人工多能性幹細胞(induced pluripotent stem cells：iPS 細胞)である。2006 年に京都大学の山中伸弥教授らが，マウスの線維芽細胞に 4 個の遺伝子を導入し，ES 細胞同様に分化万能性をもった iPS 細胞を世界で最初につくり上げた。生命の起源の受精卵を破壊することなく，難

病治療をはじめ多くの医学研究につながることから「21世紀の医療」と期待されており，山中教授は2012年のノーベル生理学・医学賞に輝いている。初期にはiPS細胞は，がんを誘導する可能性が懸念されていたが，急速な研究成果の積み重ねで，そのリスクは大幅に減少し，すでに網膜や脊椎神経の再生を目的とした臨床研究の段階に入っている(2015年時点)。

クローン人間の非倫理性

　最後に，再生医療の極限ともいえる「クローン人間」の倫理的問題に触れる。クローン人間とは，人為的に遺伝子操作でつくるものであるが，生物学的には，元となる遺伝子の提供者の一卵性双生児と同じなのである。

　すでに述べたように，一卵性双生児はまったく遺伝情報が同じでも，遺伝子の情報を読み出す機序に環境因子が大きく関与するため，コピーのようにまったく同じ人間にはならない。確かに外見は似ているが，性格や感情などの高次脳機能の現れは別人のようであるのが通常である。同じ遺伝情報をもつ一卵性双生児においても，たまたまどちらが先に生まれたかで兄/姉と弟/妹になり，異なった人生を歩むことになる。それは同じ遺伝子ながら，異なった表現型が呼び出されて異なった人格を有するようになるからである。

　動物においては，すでによい種を飼育する目的でクローン技術が導入されていることから，人間においてもやがてSFの世界のように，臓器移植や，自分が死んでも同じゲノムをもった人間が生き続けることなどを目的として，生物学的なクローン人間をつ

くることが可能となろう。

　しかし，現状では，それを研究することさえ倫理的に不適当とされている。それは，人間の尊厳にかかわる問題だからである。第12章で触れるが，人間とほかの生命体との連続性を知りながらも，人間を特別の存在と考えるのは，人間が神によって創り上げられたものだからという宗教的な考えもあろうが，生命倫理的考えからは「私たちが人間であるから」である。

　人間とチンパンジーの遺伝子の塩基配列を比べると，その98％は同じという学問的データがあったとしても，人間とチンパンジーの権利を同等に考えることは，先述した「滑りやすい坂道」理論に陥ることになり，倫理的に身動きできない状態となる。人間の尊厳とは，発生学的にすべての生き物の上位であるからという単純な考えに基づくものではなく，すべての生物との連続性を知りながらも，生命倫理的な議論のプロセスのなかで「人間は人格を有した特別な存在」と認めることなのである。

　倫理学では，人格とは「自己を認識し理性に基づく自由意思（心・精神）をもつ存在」とされており，「人間は考える葦である」（Blaise Pascal, 1623～1662）などの哲学者の表現に通じるものといえよう。幼い子どもの脳機能のなかには，人格を育む能力がすでに組み込まれていることを考えれば，受精卵の段階から遺伝子にそのプログラミングがなされており，人間はその意味で他の生物と異なる存在である，と考えることができる。

　このように人間が特別な存在だと認める限り，すべての人間は上下貴賤の区別ない存在であると考えなければならない。人間は，一卵性双生児を除けば，みんな各々異なった遺伝情報を有しているし，さらに一卵性双生児といえども，どの遺伝子の表現型

が現れるかにより異なった人格となる。すべての人間が唯一無二の存在であり，各々の尊厳は守られなければならないのである。その尊厳を無視する目的をもってクローン人間を生み出そうとする行為に倫理的妥当性がないことは，この観点から理解できるだろう。

　技術的に可能となりクローン人間がつくられると，ヒトラーのような独裁者が自分のコピーをつくるかもしれないという懸念が抱かれることがある。しかしこれは，同じゲノムからどの表現型が呼び出されるかは環境因子によってさまざまであり，学問的にもまったく同じ人物となることはないという事実によって解消される。それ以上に，クローン人間をつくろうとする行為自体が，人間の尊厳という生命倫理の大前提に抵触することを肝に銘じなければならない。

文献
1) 仁志田博司：遺伝子操作をめぐる倫理．仁志田博司(編)：出生をめぐるバイオエシックス —— 周産期の臨床にみる「母と子のいのち」．メジカルビュー社，159-166, 1999．
2) リチャード・フォーティ著：渡辺政隆訳：生命40億年全史．草思社，2003．
3) 仁志田博司：先天異常と遺伝．新生児学入門（第4版）．医学書院，383-400, 2012．
4) シェルドン・クリムスキー著：玉野井冬彦訳，木村利人監訳：生命工学への警告．家の光協会，1984．
5) 中村桂子，辻尭，加藤順子：組換えDNA技術の安全性 —— 研究室から環境まで．講談社，1989．
6) Berg P, Baltimore D, Brenner S, et al：Summary Statement of the Asilomar conference on. recombinant DNA molecules. Proc Natl Acad Sci USA, 72(6): 1981-1984, 1975.
7) 仁志田博司：遺伝子操作の倫理．周産期医学，27(1)：110-114, 1997．
8) 山元大輔：母親の愛はどのようにして子供に伝わるのか？ —— 四つの塩基が人生を変えていく精緻極まりない仕組み．心と遺伝子．中央公論新社，2006．
9) M.ミッチェル・ワールドロップ著：田中三彦，遠山峻征訳：複雑系．新潮社，

1996.
10) Takahashi K, Yamanaka S：Induction of pluripotent stem cells from mouse embryonic and adult fibroblast cultures by defined factors. Cell, 126(4): 663-676, 2006.
11) 山中伸弥：iPS 細胞の樹立 ── 若い力がもたらした幸運．細胞工学, 28(3)：242-244, 2009.
12) 斎藤加代子：遺伝子検査施行時の倫理的対応．周産期医学, 44(2)：153-156, 2014.
13) 四元淳子, 関沢明彦：遺伝カウンセラーの役割．周産期医学, 44(2)：163-166, 2014.
14) メアリー・ワーノック著：上見幸司訳：生命操作はどこまで許されるか ── 人間の受精と発生学に関するワーノック・レポート．協同出版, 1992.

第 **8** 章

生殖補助医療をめぐる倫理的問題

ギリシャ神話の神・プロメテウスは，人間に火を与えたことからゼウスの怒りをかったという。現在の生殖医療(reproductive medicine)の進歩は，神が行なうべき命の誕生に人為的な操作を加える技術を人類が手にしたことから，神をも恐れぬ人間の傲慢と見なされ，プロメテウスの火に喩えられるがごとく，多くの倫理的問題が生じている。本章では，医療技術の進歩としての生殖医療の医学的な側面は紹介程度にとどめ，それがもたらす倫理的・社会的問題を中心に解説する。

生殖補助医療のもたらすもの

その具体的方法である高度生殖補助医療技術(assisted reproductive technology：ART)が，なぜ近年マスコミなどで大きく取り扱われるようになったのか。わが国が歴史上類を見ない急激な少子化傾向となったことが，理由として考えられる。それは，女性が働くようになったことや，子どもが夫婦や家族という社会を

構成する基本単位をつなぐ鎹(かすがい)であるとは考えないような生活スタイルに変化したこと，さらに皮肉なことに，結婚と出産年齢が高くなったことに加え，ストレスの多い社会の影響を受けた男女双方の生殖能力の低下などが背景にあるといわれている。そこで近年，これまで自然の摂理に従っていた妊娠・出産という人間の営みに，生殖医療という人為的な行為が色濃く加わるようになった。

さらに，なぜARTがこれほど急速かつ広範囲に広がったのかを考えてみると，着床受胎という生命誕生の神秘に惹かれた科学者としての学問的興味が基礎にあって，さらにその成果を臨床に生かして不妊に悩む女性と家族に手を差し伸べたい，という医療者の職業意識がある。巷でいわれるような，ARTは，2005年に合計特殊出生率[*1]が1.26と最低を記録し，未曾有の少子化傾向となっていることに対する社会的必要性から，妊孕性を高めるために発展した医療であるとする説は，後付けのものと考えられる。

これまでの章で取り上げたように，超低出生体重児が助かるようになった周産期医療の進歩と相まって生殖医療の進歩も目覚ましく，今まで望めなかった新しい命の誕生が可能となった。しかしART導入による妊娠・出産では，命の誕生という根源的な自然の営みに，どこまで人工的な関与が許されるかという命題に加え，新しい技術で生まれた子どもをめぐって，「親とは」「家族とは」といった多くの倫理的考察が必要になってきた。

[*1] 1人の女性が一生に産む子どもの数を表し，15〜49歳までの女性の年齢別出生率を合計したもの。2014年は1.42。

第 8 章　生殖補助医療をめぐる倫理的問題

ダウン症候群の第 1 子を出産したあとに，第 2 子妊娠目的で不妊治療を行なった玉緒さん

　玉緒さん（仮名，以下同）は 41 歳の経産婦。結婚 2 年目に 30 歳で産んだ第 1 子がダウン症であり，心疾患（VSD，心室中隔欠損）を有していた。その通院や介護が一段落した 34 歳頃より第 2 子を希望し，基礎体温記録によるタイミング法の指導を受けたが，妊娠に至らなかった。その後，母体の年齢が進むとダウン症の頻度が高まることを理由に，36 歳で不妊治療に入った。玉緒さんと夫の医学的検査では異常は認められず，人工授精（artificial insemination of husband：AIH）を 1 年間（5 回）試みたが成功せず，38 歳で体外受精-胚移植法（*in vitro* fertilization and embryo transfer：IVF-ET）が試みられた。第 1 回目の IVF-ET は順調に行なわれ妊娠に至ったが，妊娠 6 週目で流産となった。その後，冷凍保存された卵を用いてさらに IVF-ET を 3 回行なったが，いずれも妊娠に至らなかった。

　玉緒さんはこの時の夫と 39 歳で離婚し，ダウン症の児を抱えながら再婚した。再び挙児を希望したが自然妊娠に至らず，41 歳で前回とは異なる不妊クリニックを受診した。その時は，採卵のためのホルモン注射の際に卵巣過剰刺激症候群となり，1 か月の入院を要したが採卵は成功，IVF-ET が試みられた。残念ながら今回は，凍結受精卵を含め計 3 回の IVF-ET はいずれも妊娠に至らず，夫の説得もありその後の挙児を諦めた。

　その後，玉緒さんは，自分たちの経済力を上回るほどの医療費や身体的・時間的負担が無駄であったとは考えず，希望に向かって努力したと受け取り，やさしい子どもに成長した娘と落ち着い

た生活に戻っている。玉緒さんは，夫の助言がなければ，諦めず不妊治療を続けていただろうと，振り返ってゾッとする思いがある，と語っている。

◆ 長期化する不妊治療の弊害

　本事例の玉緒さんは 30 歳でダウン症の子どもをもったことで，その子どもの世話などにより次に妊娠を試みるまでに時間的間隙があり，34 歳から本格的に挙児を求めている。自然妊娠の既往があるので，不妊となる基本的な疾患は有していないと考えられ，いわゆるタイミング法を 2 年間試みたが妊娠に至らず，その時点で ART（AIH と IVF-ET）に入ったが成功しなかった。

　玉緒さんの挙児希望は，ダウン症の子どもを産んだ自分が正常な女性であることを証明したい気持ちと，健康な子どもをもつことが，ダウン症の子どもと自分たちの将来にプラスになると考えたことが背景にあったようだ。最初の結婚では，AIH を 5 回，IVF-ET を 4 回試みて生児を得られなかったことなどが 1 つの要因で，ART に対する夫婦間の気持ちの行き違いが生じ離婚となった。

　再婚を機に新しい夫との子どもを望み，再び IVF-ET を行なったが挙児には至らなかった。別な医療施設に変えたことは，不妊治療をしている女性に多い「病院ショッピング現象」である。これは，挙児希望が強くよりよい医師にめぐり合いたいと願うことと，長い治療が不安定な精神状態をもたらす場合が多いことから起こると考えられる。

　多くの同様な経験をした女性は，精神的・身体的負担に加えかなりの金額を費やすことで敗北感と喪失感に囚われるが，本事例

の玉緒さんは，やることはやったと，新たな人生を歩み出した。それは，夫とダウン症の児に支えられたことが大きな要因であったと考えられる。

不妊症および不育症

◆ 不妊症とは

挙児を希望する正常なカップルは，1年間に80％，2年間に90％の確率で妊娠が成立するところから，不妊症(infertility)とは，夫婦(またはそれに類したカップル)が挙児を希望して正常な性生活を行なっても2年以上妊娠しない時(欧米では1年，わが国も同様に変更されつつある)と定義される。不妊の原因は，「41％が女性のみ」「24％が男性のみ」「24％が男女に」「11％が原因不明」とされている。ストレスなどの生活環境や内分泌疾患などは，それに応じた治療が行なわれるが，妊娠に至らない場合は不妊治療が試みられる。

◆ 不育症とは

不育症(recurrent pregnancy loss)とは，不妊症に類似しているが，妊娠するものの流産や死産をくり返し挙児できない妊婦に用いられる医学用語で，抗リン脂質抗体症候群などの自己免疫疾患が病因の場合は内科的治療が可能であるが，ARTの適応となる場合が少なくない。特に習慣性流産の胎児の検査で，半数以上に染色体異常が見られているところから，着床前診断とIVF-ETの組み合わせが試みられることがある。

◆ **一般的な不妊治療**

　不妊症の対応の第一歩は，荻野久作医師(1882～1975)が発見した基礎体温から排卵時期を知る方法を生かしたタイミング法(荻野式)であり，この分野では世界的な業績と評価されている。この方法は受胎確率を高める目的で研究されたものであったが，荻野医師の意図に反して，排卵時期の性行為を避ける避妊法として広く世に普及している。しかし，不確実な避妊法であるところから，望まない妊娠とそれに引き続く人工妊娠中絶をもたらしていることは皮肉である。

　排卵誘発剤を使用した治療は，月経不順や卵巣機能不全の女性に対し，排卵時期および生理周期を規則的にすることによって，受胎確率を高める目的で使用される。1960年ごろから排卵誘発(剤)が開発され，1970年に保険適用となった。多胎や卵巣過剰刺激症候群(ovarian hyper-stimulation syndrome：OHSS)[*2]の副作用が起こりうる。幸い排卵誘発剤による多胎の発生頻度は，その使用法の進歩により減少している。

◆ **不妊治療の問題点**

　不妊治療を始める理由は，単に子どもが欲しいというだけでなく，その傾向は少なくなったとはいえ，わが国では妻に家を継ぐ子どもを産む責務が課せられていることや，上の子に障害があり健常な子どもを産むことで自分が認められると思うことなどが考えられる。

[*2] 卵巣腫大による腹部膨満感，嘔気・嘔吐，体重増加，腹囲増大が生じる。重症例では，腹水貯留や凝固系の異常などが起こる。

近年になって，医療技術の進歩を過信する傾向があるためか，または真剣に挙児を望むためか，長期間の不妊治療をいとわない例が多い。そのなかには，精神的にも肉体的にも追い込まれ，巨額な金銭と労力を費やしても不妊治療をやめられない状態となる夫婦が稀ではない。

日本の不妊治療の問題点は，行政や司法の規制がほとんどなく，また学会の見解なども強制力をもたないため，医療のレベルがバラバラの不妊治療施設が乱立し，倫理的規範に基づいたシステムが確立していない状態が現在まで続いていることである。さらに諸外国に比べ，ARTを受ける女性の比率や開始年齢が高いのみならず，長期にわたる例が多い。

ARTの医学的解説

不妊治療のなかで，より高度な医療技術が導入される人工授精や体外受精が生殖補助医療技術（ART）と呼ばれている。

◆ 人工授精（artificial insemination）

人工授精は，排卵のタイミングに合わせて精子を人工的に腟内に注入するもので，技術的な困難さや問題は少ない。夫やパートナーをドナーとする配偶者間人工授精（artificial insemination of husband：AIH）と非配偶者間人工授精（artificial insemination of donor：AID）があり，前者は倫理的問題は少ないが，後者は生まれてくる子どもをめぐる大きな倫理的問題をはらんでいる。

●AIH（配偶者間人工授精）

歴史的には，18世紀末にイギリス人医師が行なった記録が残っ

ているごとく，その手技が簡単なところから古くから行なわれていた。倫理的にも，カソリックのローマ教会が，神聖な生殖行為に人工的な手が加わることに異議を唱えた経緯があるが，夫婦またはそれに準ずる関係の男女間で行なわれる限り，「神の行為にわずかに人為的な操作で手助けをする」という解釈がされるようになり，倫理的問題はほぼ解決されている。

● AID（非配偶者間人工授精）

国外では 1884 年に無精子症の夫の代わりにドナーを得て行なわれており，日本では 1949 年に慶應義塾大学で最初に実施された。その方法は，女性の排卵日に卵胞の大きさを確認し，新鮮精液を調整（洗浄・濃縮など）してチューブで子宮内に注入するという，非侵襲的で簡易であるところから，当時は「子どもをもちたい親の希望に応える善意の医療」であるという医療側の独断的思考で行なわれ，法的・倫理的議論はほとんどなされていなかった。

● AID のドナー側の倫理的問題

初期においては，ドナーは特定の大学の運動部の学生であり，ボランティアといえども日当・交通費の名目で謝礼金が支払われていたことから，多くのドナーはそのことに後ろめたい気持ちをもち，心理的負担になっていたという。さらに，ドナーの将来の子どもたちが，AID で生まれた子どもたち（異母きょうだい）と近親婚をする可能性をわずかながら有する懸念もあった。

さらに，長年ドナーのプライバシーは守られてきたが，近年になって，次に述べる「生まれてきた子の出自（descent）*3 を知る権

---

*3 血統。すなわち「自分の親は誰か」ということ。

利」が表面化したことから，それに連動してドナーの個人名が表出する可能性が生じてきた．

●AID で生まれた子ども側の倫理的問題

　生まれてきた子どもの出自を知る権利と，ドナーのプライバシーの相克は大きな倫理的問題である．

　しかし，この問題については，医療側も行政も長らく無関心であったといわざるを得ない．AID で生まれた児の出自をめぐる子どもの権利が国会で取り上げられたが，当時の医師が行なった答弁で，それらの問題にきちんと対応した医療を長年行なっていなかったことが露見した．さらに，日本産科婦人科学会誌に「非配偶者間人工授精と精子提供に関する見解」が公示されたのが 1997 年と，なんと AID が実施されてから 48 年後であった．

　この倫理的ジレンマは，特定の医療者の職業観や当事者の個人的問題の範囲を超えるものであり，医学界のみならず，法律的な観点も含めた国家規模の議論がなされなければならない．

◆ 体外受精(*in vitro* fertilization and embryo transfer：IVF-ET)

　IVF-ET の歴史的な第 1 例は，1978 年に獣医のエドワーズ (Robert Edwards, 1925～2013) と産婦人科医のステプトウ (Patrick Steptoe, 1913～1988) によって行なわれたものであった．それはよい種牛をつくる獣医学のノウハウを人間に応用したものであり，「試験管ベビー」の名で報道された．しかし人間の子どもが牛と同じテクニックで産み出されたことに対する反感と誤解から，臨床の現場では広く受け入れられて多くの不妊の家族が恩恵を受けるようになっても，なお 2 人の科学者としての評価は定ま

らず，32年を経た2010年に生き残ったエドワーズが，ようやくノーベル生理学・医学賞を受けたのである。

わが国最初の例は，世界第1例の5年後の1983年に，東北大学の鈴木雅洲のグループが行なった。その事例は，マスコミから患者のプライバシーを守るためという理由で，ほとんど情報が公開されなかったことから，現在に至るまで専門家にもその詳細が知られていないのは残念である。特に生命の誕生に関するという，人々の基本的な価値観に抵触する重大な出来事であり，その事実を公表しないことは，生命倫理の観点からは正しい姿勢ではない。

当時は技術的にIVF-ETが可能な施設がすでにいくつかあったものの，世論の風当たりを受けるのを懸念してその実施をためらっていたが，これ以後は急速に広まり，今やわが国は人口当たりもっともIVF-ETの事例が多い国となっている。

◉IVF-ETの倫理的問題

IVF-ETの倫理的問題は，極めて複雑かつ重要である。人工授精に比べ侵襲的であり費用も高額で，その成功率も導入当初は20％前後であった。さらに，命の始まりに加えられる人工的操作に対し，多くの人が「感覚的に受け入れ難い」と答えているのに，またたく間に普及したのは，わが国に潜在的な需要があったこと以上に，医療側の喧伝によるところが大きいと考えられる。

学会からの告示や勧告には法的な強制力はないうえに，国の規制もほとんどないところから，わが国ほど民間のART医療機関が多い国はないという状態である（米本，2008）。さらにわが国の学会では，IVF-ETの対象となるのは「夫婦あるいはそれに相当するカップル間」にのみ認められているが，外国はその規制が自

由であるところから，非配偶者間などの IVF-ET を希望する者が，海外で施術を受ける例が増加して社会問題となっている。

　のちに述べるように，ART の規制に関する行政の関与はほとんどなく，日本産科婦人科学会が会告の形で学会誌とホームページに掲載し指針を示している(表 8-1)。1996 年の会告で，IVF-ET を行なう際の胚の数を 3 個に制限し，2008 年にはさらに 1 個 (35 歳以上，2 回妊娠不成立の時は 2 個)に制限して，多胎妊娠のリスクを軽減している。幸い胚培養技術の向上などにより，移植胚の数を制限しても妊娠率は低下していない。

◆ **顕微授精(micro-insemination)**

　IVF-ET の一種であるが，通常の方法では受精しにくい症例において，顕微鏡下で精子を人為的に卵子に入れて授精するステップが加わるので，通常の IVF-ET と分けて議論されることがある。いくつかの方法があるが，そのなかで精子を卵の細胞質内に入れるのが卵細胞質内精子注入法(intra-cytoplasmic sperm injection：ICSI)で，顕微授精法としては現在もっとも広く行なわれている。

　ICSI は 1992 年に男性不妊[*4]に対する ART として開発された。精液中から精子を微細ガラスピペットで取り出し，卵子中に打ち込み受精を促す方法である。近年は技術の向上により，精液中に精子が認められない無精子症においても，精巣上体や精巣組織から精子(または未熟なヒト円形精子)を取り出して ICSI を行ない，同様の成果が認められている。

＊4 乏精子症・精子無力症・勃起不全症など。

表 8-1 日本産科婦人科学会による「倫理に関する見解」

臨床・研究遂行上倫理的に注意すべき事項に関する会告

最近の社会情勢に鑑み，学会における臨床・研究活動も倫理的観点から十分考慮されたものでなくてはなりません。そのため，既に学会は会告をもって臨床・研究を遂行する際に，倫理的に注意すべき事項に関する見解を公表してきました。ここに会員各位の注意を喚起すること，また便宜のためにそれら見解を改めて一括掲載します。学会は，会員が日常診療を行なうにあたり，これらの会告を厳重に遵守されることを要望いたします。会告を遵守しない会員に対しては，速やかにかつ慎重に状況を調査し，その内容により定款に従って適切な対処を行ないます。

公益社団法人　日本産科婦人科学会

- 生殖補助医療実施医療機関の登録と報告に関する見解(2015 年 4 月改定)
- 「体外受精・胚移植」に関する見解(2014 年 6 月改定)
- 顕微授精に関する見解(2006 年 4 月改定)
- 「体外受精・胚移植／ヒト胚および卵子の凍結保存と移植に関する見解」における「婚姻」の削除について(2014 年 6 月)
- 医学的適応による未受精卵子および卵巣組織の採取・凍結・保存に関する見解(2014 年 4 月)
- ヒト胚および卵子の凍結保存と移植に関する見解(2014 年 6 月改定)
- 精子の凍結保存に関する見解(2007 年 4 月)
- 「XY 精子選別におけるパーコール使用の安全性に対する見解」の削除について(2006 年 4 月)
- 提供精子を用いた人工授精に関する見解(旧「非配偶者間人工授精」に関する見解)(2015 年 6 月改定)
- ヒト精子・卵子・受精卵を取り扱う研究に関する見解(2013 年 6 月改定)
- 死亡した胎児・新生児の臓器等を研究に用いることの是非や許容範囲についての見解(1987 年 1 月)
- 出生前に行なわれる遺伝学的検査および診断に関する見解(2013 年 6 月改定)
- 「生殖補助医療における多胎妊娠防止」に関する見解(2008 年 4 月)
- 「ヒトの体外受精・胚移植の臨床応用の範囲」についての見解(1998 年 10 月)
- 「着床前診断」に関する見解(2015 年 6 月改定)
- 代理懐胎に関する見解(2003 年 4 月)
- 胚提供による生殖補助医療に関する見解(2004 年 4 月)

日本産科婦人科学会：倫理に関する見解.
http://www.jsog.or.jp/ethic［2015/07/13 アクセス］

第8章　生殖補助医療をめぐる倫理的問題

　無精子症の多くが精管の閉鎖といった解剖学的な原因であるが，ICSI 適応の非閉鎖性無精子の 20％が低ゴナドトロピン性精巣機能低下症であり，その原因はクラインフェルター症候群や Y 染色体長腕微小欠失の事例である。それ故 ICSI を行なうことによって生まれた男児も，将来は男性不妊となる可能性が高い。さらに ICSI による場合は，それ以外の方法による IVF-ET で生まれた児より，先天奇形の発生頻度が高いことが懸念されている。このことは，通常は妊娠に至らない異常な精子を ICSI によって受精させるためと考えられ，医学的観点からの倫理的問題とされている。

ART のもたらす医学的問題

　2004 年に特定不妊治療費助成制度が創設されたこともあり，2010 年には ART による出生数は 2 万 8945 人（全出生の 2.7％）と，日本で生まれる新生児の約 40 人に 1 人におよんでいる。もはや ART は特殊な生殖技術でなく市民権を得ているといえよう。しかし，ART が自然妊娠と異なることは変わらず，それがもたらす社会的・倫理的な問題もさることながら，以下に述べる医学的問題にも配慮しなければならない。

◉妊婦に対する侵襲

　妊娠に至った例の 90％は平均 5 回の ART を受けており，また ART を試みたが最終的に 50％が妊娠に至っていない。

◉多胎

　その発生率は自然妊娠では 1％であるが，ART 妊娠では 16％である。その多くは排卵誘発（剤）によるもので，近年は減少傾向

139

にある。

●早産

多くは多胎のためであるが，ART を受ける母親がハイリスク群であることも一因である。

●高齢妊娠・出産の増加

ART という方法があるから……と妊娠適齢期を過ぎてから挙児を試みる傾向となったことなどによって，高齢妊娠・出産が増加し，ダウン症などのリスクが高まっている。

●卵巣過剰刺激症候群

採卵目的で使用する排卵誘発剤の副作用として重要で，その1〜10％が入院加療を必要としている。

●胎児・新生児の異常発生のリスク

特に顕微授精による IVF-ET にその確率が高いことが懸念されており，ART そのものがゲノムインプリンティング(遺伝子刷り込み)による異常症(ベックウィズ・ウィーデマン症候群，アンジェルマン症候群，プラダー・ウィリー症候群など)のリスクが高まることが示されつつある。通常の受精の際には，母と父の遺伝子が合体する時に対となる染色体の一方が抑制されて遺伝情報が重複しないメカニズムが働く。しかし ART においては，その自然のプロセスがうまく行なわれず，母親あるいは父親由来の遺伝子が重複して刷り込まれることがある。その現象をゲノムインプリンティングと呼ぶ。

ART のもたらす社会的問題

ART そのものが母体にもたらす医学的問題とは別に，自然妊

第8章　生殖補助医療をめぐる倫理的問題

娠でないことに起因するいくつかの社会的問題を解説する。

◆ **代理母とそれに関連した問題**

　ART(特に IVF-ET)は，原則的に夫婦間の受胎を助ける医療であるが，近年その枠を超えて，第三者の精子・卵子，さらには代理母による ART が行なわれるようになった。その組み合わせは表 8-2 のように複雑となりうるところから，子どもの出自を知る権利の問題のみならず，「母親とは，父親とは」といった法的・倫理的観点からの議論が必要となった。さらに「結婚とは，夫婦とは，家族とは」といった，社会的存在としての人間の，基本的な価値観に大きな影響をおよぼすようになった。

　わが国でも，歴史的には，家の血筋を守る(男子の X 遺伝子を

表 8-2 精子・卵子・子宮(出産する人)の組み合わせ

卵子	精子	産む人	内容
妻	夫	妻	AIH，通常の IVF-ET
妻	夫	第三者	通常の代理母
妻	ドナー	妻	AID，ドナー精子を用いた IVF-ET
妻	ドナー	第三者	ドナー精子を用いた IVF-ET と代理母
ドナー	夫	妻	ドナー卵子と夫の精子を用いた IVF-ET
ドナー	夫	第三者	ドナー卵子と夫の精子を用いた IVF-ET と代理母
第 2 夫人	夫	第 2 夫人	夫の子どもを他人に産んでもらう側室や第 2 夫人
ドナー	ドナー	妻	精子も卵子もドナーによる IVF-ET で子どもを産む

141

遺す)目的で，特に妻が不妊の場合には側室と呼ばれる本妻以外の女性の存在が社会的認知を受け，多くは家族の一員として認められていた。しかし現在のわが国では，イスラム教文化圏のような一夫多妻制は法的のみならず，倫理的にも受け入れられなくなっている。

　ところがARTという医療の導入は，子を「産む」だけの「代理母」という現象を生み出しており，倫理的にその是非が議論されるのは当然である。特に，われわれ母と子の医療に携わる者にとっては，生物学的関係以上に産み育てる母親と子どもの関係の重要さを知っている。日本小児科医会初代会長であった内藤寿七郎先生(1906〜2007)の「妊婦は子を産むだけでなく，その子を抱き母乳を吸わせて母親となる。産むだけの女性は妊婦であり産婦であっても母親ではない」という言葉を思い起こす。

　欧米では，1950年代からは精子バンクが，さらに近年は卵子までもがビジネスの対象とされ，会社によっては，精子や卵子の提供者の髪の色，目の色，肌の色，さらにはIQなどが商品情報のようにリストアップされ，値段が付けられている。ART目的の精子や卵子がまさに人身売買のように扱われている状況は，多くの日本人にとって感覚的に嫌悪感を覚えるものであろう。

　「違法でなく他人に迷惑を与えない行為なら何をしようが個人の自由である」という考えが社会的に容認されている国ならば，そのようなことが起こってもおかしくない。しかし倫理とは，置かれた環境によって判断が異なるものである。国によってARTの捉え方が異なるのは当然であるから，例えば私たちが「欧米人はこの問題に関して非倫理的である」と言うことは妥当ではないだろう。それ故上記の事柄は，「現在の日本の生命倫理としては

受け入れがたい」と言うべきである。個人的にはそうならないことを祈ってはいるが，20〜50年後にはそのような生殖医療ビジネスも日本の生命倫理に抵触しなくなり，受け入れられるかもしれない。

◆ 精子・卵子・受精卵(受精胚)の凍結保存がもたらす問題

精子の凍結保存は，家畜のよい種子を遺す(種付け)目的で古くからその技術が確立していた。同様の方法が，子孫を遺したいという個人的な願望から人間にも応用されたことは想像に難くない。より高度な技術を必要とするが，近年は卵子さらには受精卵も凍結保存が可能となった。

その医学的適応は，悪性腫瘍治療時に放射線や抗がん剤が患者の卵子や精子の遺伝子に損傷を加える可能性がある場合であり，患者の卵子や精子を凍結保存しておき，のちにIVF-ETで子どもをもつ可能性を残しておくために行なわれる。

ただし，現在もっとも多く行なわれているのは，IVF-ETを行なう際に，採卵した余剰卵またはIVF後の余剰胚をのちの使用のために凍結保存しておくことである。ARTの補助としての受精卵(4細胞期からの胚盤胞期)の凍結保存は，1984年からの実績でその安全性は検証されており，近年は凍結胚移植の頻度が高まっている。

一方，晩婚化と出産年齢の高齢化から，卵子の老化による妊孕能の低下や染色体異常の発生頻度が高まることが問題とされ，それを避ける目的で，高齢になる前に卵子を凍結保存する民間事業が生まれている。採卵という侵襲的医療操作が加わること，高額な保存費用を要すること，さらにIVF-ETによる成功率は必ずし

も高くないことなどの正しい適切な情報提供が必須である。しかし近年,「いつでも元気な子どもが産めます」という説明で,いわゆる「卵活ビジネス」がわが国でも広がりつつあり,関連学会および医療行政による対応が急がれている。

　卵子凍結保存そのものに関しては,日本生殖医学会が2013年11月に,「健康な女性の場合に限り,①採卵時40歳未満,②凍結卵子の使用は45歳未満,③インフォームドコンセントを得る,④本人の死亡・生殖可能年齢を過ぎた時は破棄できる」という指針を告示している(「未受精卵子および卵巣組織の凍結・保存に関するガイドライン」)。また,日本産科婦人科学会も,医学的適応のある場合のみに限った見解を2014年に発表し,学会員が実施する場合は報告することを求めている。

◆「男女産み分け」に関連した倫理的問題

　自然な妊娠・分娩における出生児の男女比は,103対100と少し男児が多い。男児が多く生まれるのは,男児が女児より死亡率が高く,年齢が進むにしたがってその男女比は逆転するから,という合理的な理由が考えられているが,受精の過程で,より小さなY染色体をもつ精子がX染色体をもつ精子より運動能力が高いから,という理由も挙げられている。

　イスラム教文化圏や東アジアの一部では男児の出生を望む傾向が強く,妊娠早期に性別が分かる絨毛穿刺で出生前診断によって出生児の性の選別が行なわれているが,わが国では倫理的に性別選別目的の絨毛穿刺は認められていない。

　そのような侵襲的医療介入とは別に,開業産婦人科医の団体である「SS(sex selection)研究会」が,男女産み分けを希望するカッ

プルに，①カルシウム(Ca)剤を投与した妊婦に男児が多い，②食事療法や腟内ゼリーで腟内環境をアルカリ性に保つと男児が多い，③排卵時期に近い性行為で男児が多い，などの指導を行なっていた。Ca剤は，かつて無脳児予防目的で投与が行なわれた際に男児が多く生まれた，という経験に基づくと説明されているが，医学的根拠はない。これらはいずれも生殖医療への関与というより性生活の指導レベルであり，倫理的問題には抵触しないと考えられる。

しかし，X精子とY精子をパーコールによる密度勾配遠心分離[*5]で分けて行なう人工授精は，約90％の確率で男児を選別できるところから，自然の摂理を超えたARTと呼べるレベルの男女産み分けである。このため，①性差別を認めることになる，②親の意思による児の性選別の是非，③長い目で見た人類の将来への影響，などの倫理的議論を避けて通るわけにはいかない。

日本産科婦人科学会は，1986年に「パーコールを用いてのXY精子選別法の臨床応用に対する見解」として，重篤な伴性劣性遺伝性疾患を有する児を妊娠することを回避するためのみ行なわれるべきであることや，その実施施設の登録と報告義務を学会誌に掲載している。

◆ ARTに伴う胎児減数(減胎)手術

減胎手術とは，多胎妊娠で母体と児に医学的リスクが高い場合に，より安全に妊娠分娩に至るよう胎内の児を除去する医療行為であり，欧米では1980年代から行なわれていた。

[*5] 軽く動きが速いY精子は，濃いアルブミン層に集まる。

その方法は，妊娠 8 週(胎齢 6 週)前後に胎児の心臓に塩化カリウムを注入して胎児を死に至らしめるか，胎芽(胎齢 6 週以前)の場合は吸引で取り出す。減胎手術が行なわれる早期の多胎においては，vanishing twin(消えた双子)といわれるように，しばしば自然経過でも胎児が子宮内死亡し吸収され消滅し，四胎であったのが経過中に品胎となり，さらに双胎となることが経験されている。

　減胎手術そのものは，母体および妊娠経過にも医学的に問題となる侵襲はほとんどないが，次のような倫理的問題は解決されなければならない。

　まず，早期の胎児(胎芽)といえども命ある人であることを考えれば，減胎目的だけの行為は忌わしい「胎児殺し」なる汚名が着せられることになる。行なう場合は，社会からその行為が医療上必要であると認知されなければならない。

　母体保護法では，ある条件下で成育限界以下(現在は在胎満 22 週未満)の胎児において妊娠中絶を認めている。日本産科婦人科学会が減胎手術を適切な医療行為と認めていなかったのは，妊娠中絶とは「胎児とその付属物を母体外に出す医療行為」と定義されており，減胎手術はその定義にそぐわないことと，多胎の 1 人に減胎手術を行なうことには，命の選別という優生学的問題が起こる，という理由であった。

　しかし ART が普及して多胎妊娠が増加したことから，実際の医療現場では闇の中で減胎手術が行なわれていた。1986 年，諏訪マタニティクリニックの根津八紘医師が，四胎を双胎にする減胎手術を行なったことを公表した。ART によってようやく妊娠した四胎の事例において，「すべてを中絶するか，減胎手術をして残された胎児の妊娠を継続するか」の選択を迫られた家族の苦し

みを，医師として救うべきであるとの決断であった，と述べている。

日本産科婦人科学会は，根津医師の行為は堕胎罪にあたるとして学会除名処分とした。しかし学会除名は法的な強制力はなく，彼は2011年末までに945例の減胎手術を行なったことを公表している。

根津医師が行なった減胎手術のうちの866例(92％)が，実は他院よりの依頼であったことは，無秩序のままARTだけが広がった結果である。このことから監督・指導する立場にある専門家集団である学会の怠慢が社会的に批判され，学会は1999年には容認の方向に転じたのである(根津，2012)。

私は，1985〜1990年までの6年間に，女子医大でなんと7組の四胎妊娠分娩を経験した。幸い1例の胎児死亡以外，全例救命できたが，それは幸運であり例外と考えるべきで，四胎妊娠はどれほど母子ともに命の危機と障害をもつリスクが高いかは想像に難くない。

幸い近年は，移植する受精卵数を1〜2個に制限しても妊娠率が変わらないという医療の進歩により，ARTによる多胎が大幅に少なくなった。ARTによって人為的に命をつくり出し，その命を減胎手術によって抹消するというこれまでの悪しき経験を，教訓として後世に伝え，命を慈しむ医療の進歩につなげなければならない。

ARTをめぐる倫理的問題(表8-3)

◆ 受精卵の取り扱い：人はいつから人権を有するか

　この問題は，第5章で触れているが(p.59)，ART特有の問題も発生している。さらにその議論は受精卵にまで広がり，「胎児には認められている遺産相続権が受精卵にはあるのか」ということが，第三者の卵子や精子を用いた事例で問題となっている。また，IVF-ET目的でつくられて未使用となった胚の取り扱いに関して，研究への転用や廃棄処分の方法など，学会からの会告の形で提示されているが，臨床の現場で問題となることは少なくない。

◆ 優生思想の影：どの受精卵(のちに人間となる命)を選別するか

　この優生思想は，ARTを臨床に使用する限り「ここまでしてい

表8-3 ARTのもたらす倫理的問題

①受精卵の取り扱いに関する問題
　　人はいつから人としての人権を有するか
②優生思想の影
　　どの受精卵(のちに人間となる命)を選別するか
③生命の誕生に人為的操作を加えるARTに，倫理的法的規制をどこまですべきか
④ARTで生まれてくる子どもたちの，出自を知る権利はどこまで担保すべきか
⑤ARTがつくり出す新しい母親とは・父親とは・家族とは，の概念にかかわる法的・倫理的規範の形成
⑥ARTが人類の歴史に，社会に，どのような影響を与えるか

「生殖補助医療が決して一部の特別な人々だけが受けるものではなくなっている現在，ARTにかかわる法整備の問題に対しては，日本の社会がどのような次世代をつくっていくのかにつながる議論が必要である」

いのか」との思いとともに常に付きまとう倫理的問題だが，第6章の「出生前診断のもたらす倫理的問題」(p.77)で触れたとおり，その思考過程は同様である。

◆ **倫理的・法的規制：生命の誕生に人為的操作を加える行為をどこまで規制すべきか**

世界に目を向けると，アメリカは自己決定権や自己の幸福権を重視する国であるところから，ARTに関しても自己責任で，日本では考えられないほど自由に好みの卵子や精子を購入してARTが行なわれている。ヨーロッパが中心のOECD(Organization for Economic Co-operation and Development：経済協力開発機構)では，その加盟34か国中26か国(76.5%)で生殖医療に関する法律整備が完了している。

一方，日本ではARTに関する法律はほとんどなく，これまでにも述べてきたとおり，民間の学術団体である日本産科婦人科学会などから，いくつもの会告やガイドラインが出されてきたが，それらには強制力はなく，広がっていくARTの弊害を矯正するのに限界があった。それ故，医療専門家と行政側(厚生労働省と法務省)が合同で法制審議会生殖補助医療関連親子法制部会を立ち上げた。そこでは2001〜2003年までに計19回の会議を重ねてARTを中心とした生殖医療の法的整備が議論され，表8-4のような趣旨の結果が答申された。

しかし，2003年にその答申に基づいて法案が提出される予定だったが，政府も国会も本腰を入れて取り組むことなく立法は見送られてきた。その結果，行政の介入がないまま国内外で卵子提供や代理出産による挙児が水面下で進み，2007年3月には，海外

表 8-4 法制審議会生殖補助医療関連親子法制部会答申の趣旨

①代理妊娠は医学的に適応のある場合にのみ裁判所が許可する
　(ただし高齢の代理出産は認めない)
②国が指定した施設以外での代理出産は認めない
③営利目的の精子および卵子提供を禁止する
④ART による親子関係を規定する民法の特例法案を作成する
⑤卵子提供の出産においては，出産した女性を母親とする
⑥代理出産においては，依頼した夫婦(遺伝学的親)が両親である

で代理出産された子を，依頼した母親の実子と認めないという最高裁判決が出ている。この判決に見るごとく，カップル以外の第三者が絡む生殖補助医療を認めるかなどを含め，わが国の生殖医療は混乱の極みが続いている。

その顕著な例が，1997 年に諏訪マタニティクリニックの根津八紘医師が，日本産科婦人科学会の会告に反して非配偶者間体外受精(妹の卵子を使用して夫の精子と体外受精させて妻が懐妊する IVF–ET)を行なったことを公表して，同学会から除名されたことである。

これは根津医師にとっては 2 度目[*6]の除名であるが，民間の組織である学会の会告には罰則規定などがなかったため，2011 年末までに同様の非配偶者間 ART を 154 例施行して 72 例の生児が生まれていることを再び公表している。彼はさらに 2001 年には，子宮を失った姉に代わって妹に代理妊娠させる IVF–ET を行なったことを公表し，さらに 2011 年末までに 301 例の代理妊娠(姉妹間で 4 組 6 児，母娘間で 10 組 10 児の出生)を行なったことを発表している。

[*6] 1 度目は第 8 章，p.146 で述べた減胎手術に関して，1986 年に除名された。

根津医師の患者の多くは他院からの依頼や紹介であり，わが国の生殖補助医療の現状の不備に苦しむ患者を救いたいという使命感から，施設内で独自の倫理マニュアルを作成して行なっていると本人が述べている。

　生命倫理の原則から考えるならば，人間の基本的な営みである妊娠・分娩に関しては，社会の規範のもとにあらねばならない。しかし根津医師本人の言葉から察するに，あまりに不条理な混乱下にあるわが国の生殖医療の現状を正す使命感が原動力となっていると考えられる。

　これに対し日本医師会は，自分たちは任意参加の社団法人であり国民に対して規制する立場にない，としながらも，医療専門家集団としての社会に対する責務があるところから，2013 年に表 8-5 のような ART に対する基本的考え方を示している。

　さらに最近，元プロレスラーとタレントの夫妻が，自分たちの精子と卵子を用いた IVF-ET により，アメリカで代理出産した双子の出生届を受理するよう求めた裁判や，ボランティアの女性を募集して不妊のカップルに斡旋する「卵子バンク」がビジネスと

表 8-5 生殖補助医療の法制化に関する日本医師会生殖補助医療法制化検討委員会の基本的考え方

①生殖補助医療によって生まれる子の地位の安定を図る
　（親子関係の明確化）
②生殖補助医療を行なう医師に指定制度を設け，
　透明性と信頼性を確保する（生殖補助医療指定医制の導入）
③人の精子・卵子・受精卵の売買を禁止する

生殖補助医療の法制化に関する日本医師会生殖補助医療法制化検討委員会の提案（2013 年 2 月 13 日）より作成
http://dl.med.or.jp/dl-med/teireikaiken/20130213_1 ［2014/08/28 アクセス］

して活動を始めたことなどが報道されている。このようにARTについて法的環境が整っていないことが、すでに一般市民生活にまで影響をおよぼしていることは明らかである。

　こうした背景から、2013年10月に、自身もARTによる妊娠・出産の経験がある野田聖子議員が、生殖補助医療関連法案の議員立法を目指していることを表明している。その素案は、①提供された精子・卵子・受精卵を使った体外受精を認める、②代理出産は原則として認めないが、子宮がないなど医学的に妊娠能力のない夫婦に限り、家庭裁判所の許可を得たうえで実施する、③営利目的の精子・卵子の提供や代理出産には罰則を設ける、④「母」の定義は、卵子提供の場合は産んだ女性とし、代理出産では依頼夫婦の妻とする、というものであるが、2015年9月現在、法案は成立してない。

◆ 子どもの出自を知る権利

　これまで子どもの出自を知る権利に関する問題は、「知らぬが仏」「寝た子を起こすな」という姿勢で対応されてきたが、近年は2つの理由で方向転換が迫られている。1つは、子どもの権利条約がわが国はじめ各国で批准されたことから、その第7条の「子どもはできる限り、その父母を知る権利がある」という条文を無視できなくなったことである。もう1つは、近年のDNA分析の進歩で正確かつ比較的容易に、生物学的親子鑑定検査が受けられる時代になったからである。

　子どもの出自を知る権利は、戦争や災害時の混乱や人身売買の時代には子どもの福祉のために必要であったが、それ以上に人間の基本的な権利であり、子どもだからという理由でその権利を無

第8章　生殖補助医療をめぐる倫理的問題

視することは非倫理的といえる。一方，ARTで生まれた事例において，出自を詮索するのは幸せに生きている子どもには不要であるという意見から，ほとんどの子どもはその権利を行使していないのが現状である。

しかし，実際に出自をめぐるトラブルが起こっていないといいながらも，その権利を認めるのは倫理的に当然であり，子どもが知る権利を行使できるデータベースとアクセス機構を構築しておき，出自を知りたいという子どもにそれを知らせるシステムが必要である。

すでに述べたが，日本の AID の歴史のなかでは，長い期間この問題にまったく触れられてこなかった。それは故意でなかったとはいえ，人権や倫理に関する考察がなされなかったことに，深い反省をしなければならない。

AID の出自をめぐる問題は，ほとんど父親探しであるが，ドナーの精子・卵子による IVF-ET の場合は母親もその対象になる。ここでの母と父はいずれも生物学的親の意味であるが，母親に関しては胎内で自分を育み，この世に産み出してくれた代理母も，子どもにとっては出自をめぐる対象となろう。

日本における現行の法律では，「生まれた子どもの母親は産んだ女性」という法的な縛りがあるが，ART においては表8-2に示したごとく，卵子と精子のさまざまな組み合わせが可能となったことから，代理妊娠により子どもを産んだ女性(産婦)，遺伝学的につながっている女性(生物学的母親)，さらに出生後に子どもを育てた女性(養母)と，その子どもにとってさまざまなレベルの母親が考えられる時代になった。「母親とは何か」という問いに関する新たな法的・倫理的見直しが迫られている。

153

出自をめぐる問題においては，善意で精子や卵子を提供したドナーの匿名性を守ることとの矛盾が論じられている。わが国の現法律では，卵子提供は禁じられているが，今後のARTの普及で，この状況がどのように変わるか予断を許さない。近年の情報網とDNA検査の進歩から，匿名性が守られる(言わないで済む)時代は終わったと考えられる。子どもの希望に添う方向に，種々の制度が整えられていくと予想される。

◆ 婚外子(非嫡出子)と特別養子縁組

　「非嫡出子」とは，法的に婚姻関係にない男女から生まれた子どもを指す法律用語であるが，暗いイメージがあるため「婚外子」の語が使われるようになった。現在は法的な結婚をしていないカップルや，結婚を経ずに子どもを産むシングルマザーも珍しくなくなったが，戸籍に非嫡出子と記載されていることが，その児に実質的のみならず心理的にマイナスの影響をおよぼすことは事実である。

　子どもの不利益となる戸籍上の記載を取り除くための，歴史的な過程で特筆されるのは，「菊田医師事件」と特別養子縁組制度の成立である。

　宮城県石巻市で産婦人科医院を開業していた菊田昇医師は，望まない妊娠の結果，人工中絶を選んで来院する妊婦に，尊い命を失わないで出産して児を養子に出すように説得し，同時に子宝に恵まれないために養子の引き取りを希望する夫婦を地元紙で募集して，乳児を無報酬で引き渡していた。その際に，実母が出産した経歴が戸籍に残らないように，また養親が実子のように養子を養育できるようにとの配慮から，新生児の出生証明書を偽造して

いた。

　それが発覚した際，時の法務大臣の「子どもが幸福になるのだとしたら，ことを荒立てて取り締まるべきではない」との発言などによって，いったんは不問とされたが，1973年愛知県産婦人科医会の告発で，仙台地検が医師法違反・公正証書原本不実記載の罪で菊田医師を略式起訴した。その後，1982年に愛知県の児童福祉司の矢満田篤二（やまんだとくじ）氏が，児童相談所で出産前の実母の相談に乗り，出産・退院後に新生児を養親に引きわたす方式で養子縁組のあっせんを始めた。

　このような経緯もあり，1987年の民法改正によって特別養子縁組制度が創設された。同時に厚生省(当時)によって「養子縁組斡旋事業の指導について」という通知が提出され，あっせん事業者は都道府県や政令指定都市に，業務開始の届けを提出することが義務付けられた。

　通常の養子縁組が，実の親との法的な親子関係を維持したままであるのに対し，特別養子縁組の場合は，養子は戸籍上，養親の子となり，実親との間に法的に親子関係がなくなる点で，普通養子縁組と異なることが大きな特徴である。ちなみに里親委託は，育ての親が一時的に子どもを預かる制度であり，里親と子どもの戸籍上のつながりは発生しない。

　さらに2004年11月，戸籍法施行規則が改正され，婚外子の戸籍の続柄欄の記載方法が改められた。それまでは嫡出子と区別して「男」「女」と表記されていたが，嫡出子と同じく「長男」「二女」などと記載されることとなった。法務省が方針転換した背景には，「一見して非嫡出子とわかる記載方法はプライバシー権の侵害だ」と指摘した，2004年3月2日の東京地裁判決があったか

らである。また，これまでの民法では「嫡出でない子の相続分は，嫡出である子の相続分の2分の1とする」と差別されていたが，2013年9月に最高裁は「父母が婚姻関係になかったという，子が自ら選択や修正をする余地のない事柄を理由に不利益をおよぼすことは許されない」とその格差規定を削除し，明治時代から続く婚外子への差別が115年ぶりに解消されたのである。

　現在，日本医師会により推進されている特別養子縁組あっせん事業は，児の出生を望まなかった母親による乳幼児の虐待予防が主たる目的である。また国際養子縁組は，多くの先進国が養子を受け入れるなかで，日本が養子を送り出している国となっているところから，2012年に野田聖子議員をはじめとする超党派の議員を中心として，国内の養子縁組を活性化させることを目的として，養子縁組あっせん試案がつくられた。同時に違法な児童売春やポルノなどの隠れ蓑になるリスクを排除する，養子に関する規定の明確化を目指した試案がつくられている。

　一方，熊本県熊本市の慈恵病院にて2007年5月から運用が開始されたいわゆる「赤ちゃんポスト」では，預けられた子どもは戸籍法で棄児として扱われる。しかし，熊本市長が命名し戸籍を作成するところから，児の将来を見据えた特別養子縁組同様の配慮が払われている。

性同一性障害とARTによる出産

　すでに生殖補助医療が，決して一部の特別な人々だけが受けるものではなくなっている現在，夫婦とは，親子とは，家族とは，という私たちの社会通念に大きな変化が起こっており，日本の社

第 8 章　生殖補助医療をめぐる倫理的問題

会がどのような次世代をつくっていくのか，につながる議論が必要である。

　例えば，これまでタブーとされていた性同一性障害者(gender identity disorder：GID)の結婚が，社会認識だけでなく法的にも認められるようになり，性同一性障害のある両親が ART によって子どもをもつ事例が発生している。

　2013 年 12 月，最高裁が，生物学的には女性であったが性別を男性に変更して結婚した性同一性障害をもつ「夫」を，妻が AID で産んだ子どもの「父親」と認定し，その子どもを嫡出児(法律上の夫婦間で生まれた子)と法的に判断した事例がマスコミに大きく取り上げられた。

　「通常の夫婦が AID で産んだ子どもは親子関係が認められているのに，いまさらなぜ？」と思うであろう。それほど ART の進歩の速さに，わが国の法整備が追い付いていないのである。

　性同一性障害とは，身体的な性別と心理的な性別が一致せず，自分が男(または女)であることに強い違和感をもって苦しむ疾患であり，出生後の環境因子によって起こるものではなく，基本的な遺伝子や子宮内環境に起因するという病態・病因が明らかになってきた。そのような知見に基づき 2004 年に制定された「性同一性障害特例法」で，いくつかの条件を満たせば戸籍の性別変更が認められるようになり，その申告例は 2013 年までの累計で 3738 件となっている。

　性転換した性同一性障害者の結婚を認めている以上，ART によって子どもをもつ夫婦が出ることは当然である。しかし，そのような事例で戸籍上の父親の欄が空白となっているのは，法務省民事局が，民法上で生物学的に生殖能力がない者を父親と認める

ことができないという見解だからである。その背景には，法務省には法によって親子関係や家族の規範を守る責務があり，古来の血縁関係を重視した方針をとっていたことがある。

　2013年12月の最高裁判断においても，5人の裁判官の意見が3対2に分かれて多数決で決定されたことは，親子，さらに家族という，社会を形づくるもっとも基本的な共同体を，どのように捉えるかという考え方の違いの現れである。ARTの導入でこれまでの家族のあり方が変わることを懸念し，伝統的な血縁による絆を重視する考え方と，現状の人間関係を重視して新しい家族の形を受け入れる考え方の違いであった。

急速なARTの進歩を前に立ち止まって議論するべき時

　医事法学者の家永登は，生命倫理と法律の関係において，「医事法は医学の進歩に伴う医療現場に即して変化し，対応していかなければならない」と述べている。しかしわが国は，これまでARTをめぐる多くの矛盾と齟齬に対し，法的な規制力のない学会会告のレベルで応じ，法律上の対応が大幅に遅れていた。それに伴って，ARTがもたらす倫理的に大きな問題が放置されている現実は，早急に解決されなければならないことが本章から明らかになったであろう。

　生殖医療をめぐる倫理的問題においては，ほかの倫理的問題と同様に倫理的考察と議論が大切であるが，倫理は置かれた状況において変化するものであり，また異なった意見があってしかるべき性質のものである。もはや，医療者の良心や倫理観だけでは御しきれないスピードで変化している，ARTが内包する問題をぜ

ひ理解してほしい。

また，女性が子どもを産みたい，家族が子どもをもちたい，という人間の根源的な願いに応じるのは医療者の責務であるとしても，ここまで高度に進んだ ART において，それにどこまで応じるべきかは，やはり立ち止まって倫理的議論を行なわなければならない．すでにあと一歩進めば滑りやすい坂道(slippery slope)に足を踏み入れて，戻れなくなってしまう地点まで来ている可能性を，われわれは常に考えなければならない．

文献
1) 鈴森薫：生殖補助医療とバイオエシックス．仁志田博司(編)：出生をめぐるバイオエシックス ── 周産期の臨床にみる「母と子のいのち」．メジカルビュー社，95-124, 1999．
2) 峯岸敬：生殖医療と周産期医療の連携．日本未熟児新生児学会誌，24(1)：24-28, 2012．
3) 久具宏司：卵子提供，精子提供，代理懐胎の実態と問題点．日医雑誌，137(1)：53-58, 2008．
4) 松尾宣武：子どもの視点から見た生殖医療．日医雑誌，137(1)：67-71, 2008．
5) 米本昌平：生殖補助技術への対応 ── 世界と日本．日医雑誌，137(1)：63-66, 2008．
6) 根津八紘：私が問題提起する訳．下諏訪国際交流協会講演会(2012 年 3 月 10 日，ジョイントプラザ・マリオ)講演資料，1-20, 2012．
7) 貞岡美伸：代理懐妊で生まれた子どもの福祉 ── 出自を知る権利の保障．Core Ethics, 7：2011．
   http://www.ritsumei.ac.jp/acd/gr/gsce/ce/2011/sm02.pdf［2015/06/01 アクセス］
8) 矢満田篤二，萬屋育子：「赤ちゃん縁組」で虐待死をなくす ── 愛知方式がつないだ命．光文社，2015．
9) 家永登，仁志田博司(編)：周産期・新生児・小児医療(シリーズ生命倫理学 7)．丸善出版，2012．
10) 日本生殖医学会：未受精卵子および卵巣組織の凍結・保存に関するガイドライン (2013)．
   http://www.jsrm.or.jp/guideline-statem/guideline_2013_01.html［2015/08/10 アクセス］
11) 厚生労働省：不妊に悩む方への特定治療支援事業等のあり方に関する検討会 第

1回(2013年5月2日）資料3(p.5).
http://www.mhlw.go.jp/stf/shingi/2r985200000314vv.html［2015/08/10 アクセス］

第 9 章

生と死をめぐる生命倫理：死生学

　「人が死にもっとも近づくのは，死の時を除けば出生の時である」と言われているごとく，周産期医療ほど「生と死をめぐる医療」と呼ぶに値するものはないであろう。さらにどんな医療分野においても，一時的に治療が成功しても人は必ず最後は死を迎えなければならないことを考えれば，医学は死を学ばなくては成り立たない。しかしながら，これまで医学教育のなかで病気を治すことは学んでも，死について学ぶ機会は極めて少なかった。

　このことを，末期がんであった国立千葉病院精神神経科西川喜作医師は，「自分は医師ながら死についてほとんど学んだことがなかった。もし生きながらえることができたら死についての医学書を書きたい」と述べている。その彼が闘病記を残すことを支援した柳田邦男の「『死の医学』への序章」(新潮社, 1990)には，西川医師のその言葉に触発されて上梓したというエピソードが記されている。

死生学とは

　死生学(バイオ・タナトロジー：bio-thanatology)は，死とその対極にある生を対象とした学問であり，タナトロジー(thanatology：死学：死についての学問)のタナトス(Thanatos：ギリシャ神話の死の神)と，バイオロジー(biology：生物学)のバイオス(bios：生命・生活力)を語源としている．これまでの医学は，生から，その結果として死を考えることが主であったが，その逆に，死から生(いのち・生命)とは何であろうか，を考える学問の重要性が認識されるようになってきた．

　死に関する学問や教育は，これまで主に宗教的・哲学的・文学的観点から広くかつ深く論じられてきている．人間を対象とする医療者にとっては，そのような人文学的素養も必要であるが，それに加え科学者としての生物学的な面から生と死を考え，理解することも大切である．さらに「死とは何か」を正しく理解し考えるためには，「生とは何か」を知らなければならない．

　生命倫理の分野においても，数多くの歴史的論文や著書が死生学に触れているが，そのほとんどは形而上学的な内容であることから，本章では「生命とは何か・死とは何か・物質と生命体の違いは何か」を切り口に，生物の死がその進化の過程に必然的に発生したことを，系統発生と個体発生の観点から論ずる．

　さらに死のもつ意味の究極は，聖書の「一粒の麦，地に落ちて」[*1]

[*1] 新約聖書『ヨハネ伝』第12章24節のキリストの言葉「一粒の麦，地に落ちて，死なざれば一粒の麦のままなれど，死なば豊かな実りをもたらす」(一粒の麦は，地に落ちて死ななければ，一粒のままである．だが，死ねば，多くの実を結ぶ：新共同訳)より．

第 9 章　生と死をめぐる生命倫理：死生学

に表わされるごとく，死によって多くの豊かさをもたらすという，まさに生命倫理の根幹である「ともに生きるあたたかい心」に通じるものであることを解説する。

無脳児を出産した 40 歳の春美さん

　春美さん(仮名，以下同)は 40 歳で，すでに 2 人の健常児をもつ経産婦。第 3 子の妊娠も順調な経過であり，近くの助産院で定期的な妊婦健診を受けていた。

　しかし，頭囲が小さめであることから，妊娠 32 週に精密検査目的で東京の S 病院に紹介された。そこで，超音波さらに X 線検査で無脳児と診断された。担当の医師から，成育限界を過ぎているが，誘導による経腟分娩で児を娩出し妊娠を中断することは，法的にも医学的にも可能であることを告げられた。

　春美さんも夫もクリスチャンであった。またそれ以上に，これまで児が順調に母体内で発育し，胎動も感じるようになっており，そこに 1 つの生命が宿っていることを実感していたことから，夫婦はそのまま妊娠を継続する判断を医師に告げて，かかりつけの助産院に戻った。

　予定日が近くなり，再び S 病院に入院。妊娠 39 週目に自然陣発し経腟分娩で 2550 g の女児を分娩した。児は出生前診断どおり無脳児であった。出生時に呼吸・心拍・体動があり，口腔内吸引のみで積極的な蘇生術は行なわず春美さんの胸に抱かれた。児は出生後間もなく死亡したが，その後も春美さんは数時間児を抱いていた。医師による死亡確認は，記録上では生後 1 時間 15 分とされていた。

春美さんと夫は児の性別を出生前診断で知っていたため，女の子らしい洋服と，さらに頭が小さいこともわかっていたので手作りの縫い縮めた帽子を用意していた。また，夫婦は児に女の子の名前を付け，さらにS病院がキリスト教系の病院であったことから院内の神父による洗礼を受け，クリスチャンネームも付けた出生届の書類と死亡届の作成を医師に依頼した。

　産後の母体の状態は問題なかったことから，通常より早い出産翌日に，春美さんは児を抱いて自宅での葬儀のために退院した。その際，春美さんと夫は，関係した医療者に「3人目の子どもをもつことができたことを感謝します」と挨拶している。

◆ 生物学的には生きていても死産とされる無脳児

　無脳児の発生頻度は，これまでほぼ出生1000例に1例ほどとされていたが，近年は，超音波による妊娠早期からの出生前診断が可能となり，春美さんのように正期産まで妊娠を継続する例は稀となっている。無脳児のほとんどは，死産，あるいは生命徴候があっても生後短い時間に死亡することから，死産扱いとされる。後者の場合は，厳密な定義上では生産（live birth）で早期新生児死亡であるが，出生届と同時に死亡届を出す家族の精神的負担を考え，子宮内死亡と同様とみなされることが，社会的にも倫理的にも受け入れられている。すなわち無脳児は，生物学的には生きているが，医療上では死亡（社会的死）とされる。周産期死亡率の統計においても，一般的に無脳児の事例は含まれていない。

　春美さんはローリスク妊婦であったことから助産院を受診しており，頭が小さいという超音波検査の所見から専門医療機関に紹介され，無脳児の診断が確定した時点で，胎児はすでにいわゆる

成育限界(在胎満 22 週)を超えていた。母体保護法では成育限界を過ぎると妊娠の中断は認められないが，無脳児の場合はその規定に縛られず，人工的に分娩を誘導し死産とすることが通常の医療の範疇に含まれている。このことは本章のテーマである生と死の生物学的定義には矛盾するが，生きている無脳児を死亡した児同様に扱うことが，社会的・倫理的に容認されていることを意味する。

◆ 生物学的・社会的意味を超えて命を慈しむ決断

しかしながら本事例においては，春美さんも夫も胎児が無脳児であり，母体外で生存が不可能であることを理解しながらも，妊娠を継続する判断をしている。カソリックでは命の始まりは受胎の時とされ，神から授かった命であり人工中絶を認めない，という原理論があるが，現在はカソリックでも事例ごとに柔軟に判断する方向に変わっている。この両親の場合は，ともにクリスチャンであるという立場よりも，診断時にすでに「自分たちの子どもである」という認識をもつ段階となっていたことから，親が子どもを思う気持ちの当然の帰結として，その命の期間が限られていながらもわが子として愛し育むことを決断している。

この夫婦の判断を，のちに取り上げる Baby K の事例(人工換気療法された無脳児)のように，倫理的に無益な行為(futile)と批判できるであろうか。この事例からは，生物学的意味も社会的意味をも超えた人間としての命を慈しむ心が，生と死を分ける際の生命倫理的判断において，重要な意味をもつことを理解しなければならない。

死とは何か

　一般的に医療においては，死とは患者の人間としての生理学的機能が停止すること*2 を意味する。その判定は死亡診断・死亡時間・死亡届などの社会秩序を保つための手続きに必要な事柄であり，極めて重要な医師の任務である。しかしその時点でも，臓器や細胞のレベルでは生命活動は存続していることから，死には「人間としての機能停止」とは異なった，「生物学的死」があることを知らなければならない。

　人間としてもっとも重要な機能とは何であろうか。人間とは単なる生き物としての人（homo sapiens）のレベルを超えた社会的存在であり，他人との心の交流がその要である。心の交流は脳機能によるものであるが，その不可逆的な機能停止を「脳死」という。このような「新しい死」（ネオモート：neomort）の定義は，単に臓器移植という新しい医療の導入により副次的につくり出されたのではなく，人間の人間たる所以である高次脳機能による「心」の機能が停止した時に人間は死の状態に陥る，と考えられるようになったため導入された。

　医学という科学を背景とする医療の世界で，このような概念が受け入れられるのは，後述するように「生命体と物質」，さらに「生きている状態と死んでいる状態」の連続性が，学問的にも観察されているからである。

　本章では，あえて生物学的観点に焦点を絞って死の現象を解説するが，実際の医療においては，死を迎えた者と当事者との関係

---

*2 死の3徴候：呼吸停止・心拍停止・瞳孔反射消失。

表 9-1 当事者との関係性からみる人間の死の分類

一人称の死：自分の死
二人称の死：愛する人，家族の死
三人称の死：他人の死，社会一般の死

性によって分類する社会的・人文学的なとらえ方（表 9-1）が不可欠である。そのなかで，われわれ医療者にとっては特に患者家族に対する「二人称の死」の観点が重要であり，家族に寄り添う立場として，喪の過程とそれに応じたケア（grief care）などを学ばなければならない。

生命とは何か

「生命：せいめい」は生物学的な言葉であり，「命：いのち」は社会的存在である生き物（人間）の，ともに生きようとする姿を表現する人文学的意味合いをもつ言葉といえる。例えば，「生命現象」という言葉は DNA がたんぱく質をつくり出すことなどに用いられるが，「いのち現象」とはいわない。同様に，障害をもちながら健気に生きる子どもの姿を「いのちの輝き」と表現することはできるが，「生命の輝き」ではその真の意味を表わさない。本章では，科学としての死生学を論じるので，いわゆる命を「生命（体）」の意味に特化して解説する。

生命体は表 9-2 のような特徴を有する極めて複雑な存在で，その本質は人知のおよばない神の範疇であると考えられていたが，近年の生命科学の進歩により，生命体といえども究極的には物質の集合体であり，後に述べるごとく物理の法則を逃れることはで

表 9-2 生命体の生物学的特徴

①その生命体を同じ状態に保つ（恒常性・自己保存）
②同じものをつくり出す（生殖・自己複製）
③外界に適応して変化してゆく（進化・自律性）

きないことが明らかとなった。

　しかし，それでも生命体はほかの物質と違った何かを有しており，福岡伸一は著書『生物と無生物のあいだ』（講談社，2007）のなかで，「共に物質であるが，貝殻には小石にない生命を感じるのは，貝殻には動的な秩序がもたらす美しさを感じ取ることができるからである」と述べている。

◆ 生命は細胞の死と生成をくり返して存在している

　生命体はある秩序をもって存在し，今あるものは以前あったものと絶えず入れ替わっているという，ルドルフ・シェーンハイマー（Rudolph Schoenheimer，1898〜1941）の言う「動的平衡状態」にある。それは，川は変わらないように見えるが，そこを流れる水は絶えず入れ替わっているといった状態に喩えられる。

　同様に生命体においては，髪の毛や皮膚の細胞だけでなく，生殖細胞を除くほとんどの身体の細胞が，古いものが死に新しいものに，絶えず生まれ変わっている。それが，生命体がエントロピー（entropy）増大の法則（熱力学の第 2 法則）に抗して存在し続けている秘密なのである。

　エントロピーとは物質の属性の 1 つであり，ギリシャ語で「変換」を意味する言葉に由来している。物質を構成する分子は自由に動きまわっており次第に拡散することから，すべての物質は秩

序ある状態から無秩序(カオス)に向かう運命にあり，それをエントロピー増大の法則という。福岡は，生命体が地球上に誕生してから約 37 億年の間，そのシステムを保っているのは，生と死をくり返すことによってエントロピー増大の法則から逃れているからである，とする(福岡，2007)。すなわち，生命体も物質であり，基礎的な物理の法則を逃れることはできないが，その枠のなかで個体として生き続けるために，死んでは蘇るシステム(動的平衡状態)を獲得している。

この生命体の動的平衡状態，すなわち次の世代に遺伝情報を残して死ぬ運命にあるメカニズムが，その生存と進化にいかに大切であるかを理解しなければならない。

◆ 生命の発生：物質から生命体へ

われわれの祖先ともいえる最初の生命体は，原始の海の中で「分子進化」と呼ばれる過程を経て，メタンなどからアミノ酸，さらに RNA 型核酸[*3]が生まれ，さらにより安定した DNA 型の単細胞に進化したと考えられている。その「コアセルベート」と呼ばれる単細胞が多細胞生命体となり，より複雑な生物に進化して現在のわれわれとなった。この過程を「系統発生」という。

それに対し，1 個の受精卵が新生児となる過程を「個体発生」という。それは子宮内で 270 日ほどの間に，われわれの祖先がたどった約 37 億年の系統発生(バクテリア–魚–爬虫類–哺乳類–人間)の過程をくり返すことであり，個体発生は系統発生の速やかなくり返し(ヘッケル：Ernst Haeckel，1834〜1919)といわれる。

[*3] 情報物質であると同時に触媒能をもつ生命の起源物質。

1個の受精卵(単細胞)が多細胞となり，組織，さらには臓器となって哺乳動物のような複雑な生命体となると，単細胞時代とは異なり各細胞集団(臓器など)がお互いに協力して各々の役割を果たし，生命体としてのホメオスタシス(homeostasis：恒常性)を保つ必要が生じる。それはまさに1個の生命体そのものが，人間社会に類似したシステムである，ともいえよう。

生命体を保つための死：アポトーシス

　細胞の死には，ネクローシス(necrosis：壊死)とアポトーシス(apoptosis：プログラム死)がある。ネクローシスは，低酸素状態や毒物などによる強制的な死であり，サイトカインなどによる炎症反応が起こり，瘢痕などを残す。一方アポトーシスは，由来となったギリシャ語の意味である「花びらや木の葉が自然に散る」ごとく，DNAに書き込まれた命令でDNAそのものが分断され，内部から機能停止して「アポトーシス体」と呼ばれる細胞断片に分かれ，やがてまわりの細胞に粛々と処理され，その痕跡も残さない。

　アポトーシスによって行なわれているのは，個体発生の過程で系統発生の生命進化の記憶をくり返すことにより，材木から仏像を削り出すように不必要な部分の細胞を取り除く作業のようなものといえよう。例えば，手の指ができる過程では，指の間にあった水かきのような不要な部分がアポトーシスで取り除かれるのである。

　多くの生命体は，進化の過程において，進化に限界がある単細胞から多細胞となる道を選び，古い細胞が死に，新しい細胞に置

き換わる運命となった。この前のものと絶えず入れ替わっていく動的平衡状態によって，エントロピー増大の法則から逃れるという特性を勝ち得たのである。

　また，さらなる進化のために，生命同士が遺伝情報(DNAなど)を性行為によって交換し，より効果的に新しい遺伝情報をもった生命体が誕生するための，雌雄(メス・オス)に分かれるメカニズム(有性生殖)が獲得された。それによって生まれる，より新しい進化した生命体である子孫を増殖させるためには，古い生命体である親は死んで，置き換わらなければならない。その典型例の1つが，鮭が自分の故郷の川に戻り，そこでメスが産卵し雄が精子を放出して新しい生命(子孫)を生み出し，その後にオスもメスもその生を終える姿である。それがアポトーシスの意味するところであり，死は生命進化の大切なキーワードなのである。

◆ **細胞の寿命を決めるしくみ**

　このように，体細胞は生まれた瞬間から死に向かう運命をもっている。その細胞寿命は，胎児から取った線維芽細胞の分裂停止回数でみると，平均50回(ヘイフリック限界[*4])である。しかし，生殖細胞やES細胞は，アポトーシスが起こらないので生き続けることが可能であり，近年開発されたiPS細胞も同様の能力を有している。また，アポトーシスによる細胞死が起こらない状態の1つががん細胞であり，その意味でも死は重要な意味をもつことが理解できるであろう。

[*4] Leonard Hayflick(1928〜)によって，ヒト体細胞が固有の分裂回数をもつことが1961年に発見された。

前述の体細胞の分裂回数を制御している機序として，「テロメア」(telomere*5)と呼ばれる染色体端にある DNA の特殊な機能が知られている。テロメアは，細胞分裂の際に，染色体両端がお互いにくっついてしまい機能できなくなるのを防ぐ作用があるが，分裂ごとにだんだんと短くなる。テロメアがなくなると染色体が機能しなくなり，生命体に死をもたらす。それは，回数券がだんだん少なくなるようなもので，ロウソクの長さが寿命を決めるというおとぎ話を思い出す。前述した生殖細胞などはテロメラーゼ(テロメアを活性化する酵素)の作用が高く，何度分裂してもテロメアが短くならないので，アポトーシスが起こらない。

　また，「*p53*」と呼ばれる遺伝子は，傷害された DNA にアポトーシスを誘発する。それは，紫外線やフリーラジカル*6 で傷害された細胞を取り除く役目をもっているので，*p53* が働かないと細胞ががん化するリスクが高まると考えられている。このように，より新しい DNA が生き残るために，機能の落ちた古い DNA を消し去ることも，生物の死がもつ生命進化論的意義がある。

生と死の連続性

　一般的に細胞の死は，そのエネルギー代謝が止まっている状態(生きているのはその反対)といえる。しかし「アルテミア」と呼

---

*5 ギリシャ語で「末端」の意味をもつ「telos」と「部分」を意味する「meros」が由来。
*6 不対電子をもつ原子または分子のこと。非常に反応性が強く，ほかの分子を攻撃するため，さまざまな病気や老化の原因になるといわれて，特に酸素の毒性の原因として知られている。

ばれる原始生物の卵は，絶対零度近くの凍結状態にしてから解凍すると，常温で孵化したものと同じ生命体となる。それは，エネルギー活動がなく死んでいるのと同じ状態から，再び生命活動が可能な状態に戻ることができるということであり，「死んだ状態で生きている」という，生命体と物質の中間の状態がありうることを意味する。

このように，エネルギーを与えられると生命体となる特殊な原子構造の物質は，エネルギー活動がない状態では生物とはいえないので，生物と物質の狭間であるばかりでなく，生と死の狭間にいるといえる。今，生物科学の最先端では，「生と死」さらには「生物と物質」を分けることできない状態が散在することが示され，新たな死の定義が必要となっている。

実際のわれわれの生活の必要上から，生と死は連続であることを受け入れながら，その連続を「生きている生命体」と「死んでいる物質」とに分けなければならない。そのプロセスにおいては，第12章で取り上げる「連続と不連続の思想」が不可欠であると考えている。

◆ 生物学的死が人間社会におよぼす意味

死そのものが，生物の存在と進化にとって重要なものであることが理解できただろうか。これは同時に，生命倫理のキーワードである「ともに生きるあたたかい心」の根源にもつながる。

われわれ生物は，アポトーシスや有性生殖のしくみによって遺伝子(DNA)の基本情報を約37億年の間，連綿と子孫に伝えてきたのである。すなわち私たち人間のDNAの遺伝情報も，その基

本的なもの[*7]はアメーバなどの原始生命体と共通であり，その意味ですべての生命体はつながっている仲間なのである。

　古い世代が死に，新たな世代が生まれることは細胞だけに限らない。それは根源的には，すべての生命の生と死の輪廻であり，冒頭に引用した聖書の言葉の意味するところである。生物の死は，1つの命の炎が消えるという運命の意味を超えて，新しい命の誕生につながる大切な現象であり，その死に方[*8]を悲しむことがあっても，死そのものは意義深いものと考えることができる。

Baby K から学ぶ生命倫理的教訓

　ベビー K（Baby K）は，1992年にアメリカ・バージニア州で出生した。出生前に無脳児と診断されていたが，母親の強い要求によって妊娠を継続し，出生後も人工換気を含む積極的延命治療が行なわれた。その後，病院側は院内倫理委員会の「無脳児に侵襲的医療を継続することは，医学的に無益な治療（futile treatment）にあたり非倫理的である」との判断を受け，母親に治療の中止を提言した。しかし，母親は「自分の信じる宗教（キリスト教）上の信念に反する」とそれを拒否した。

　病院側は裁判所に提訴して，親権を凌駕する法的判断を求めたが，その予審判決では，子どもの命を守る権利は母親にあり，またその根拠となっている信仰上の理由は，母親にとっては憲法で保障されている信仰の自由の権利に基づいて尊重されるべきである，と病院側の訴えを退け母親の主張を支持した。

[*7] DNA に書き込まれた情報の発現を決める遺伝信号など。
[*8] 例えば，若くして事故で亡くなるなど。

病院側は，レスピレーターの装着を続けることは子どもの虐待にあたると主張して，さらに控訴したが，虐待を証明するに値する医学的提示が不十分と，控訴審でも 2 対 1 で予審判決が支持された。さらに，最高裁でも，「無脳児の生命維持継続に関する道徳的・倫理的問題は，われわれの法的判断の限界を超えるものである」とする見解が示され，再審が拒否されて病院側は敗訴した。最終的に Baby K は 2 年 6 か月生存し，かかった医療費の 50 万ドル（約 5000 万円）は保険会社が支払ったという。

　わが国においても，予後不良な児の治療の是非をめぐる家族側と医療側の相克は広く知られているが，無脳児をめぐる同様の事例は見当たらない。それは，重症度や予後の深刻度よりも，無脳児は診断された時点で，前述のように子宮内胎児死亡や死産扱いされることが一般化していることによる。すなわち，無脳児は生物学的には生きているが，社会的・倫理的には死亡しているとみなす考え方であり，それは脳死の概念に一脈通じるものといえる。

　私たち医療者にとって人間の生命を守ることが第一義であるが，その守るべき命（いのち）とは何か，さらにその対極にある死とは何かをわれわれは正しく理解しているであろうか。Baby K の事例は，まさに生と死の究極の接点を考える上で，貴重な生命倫理的命題を提示しているといえる。

文献
1) 柳田邦男：「死の医学」への序章．新潮社，1990．
2) 福岡伸一：生物と無生物のあいだ．講談社，2007．
3) 松田一郎：障害新生児の生命倫理 ── アメリカでの Baby Doe, Baby K 問題を巡って．日本新生児学会誌，35(4)：651-655, 1999．

4) 仁志田博司(編)：出生をめぐるバイオエシックス ── 周産期の臨床にみる「母と子のいのち」．メジカルビュー社，1999．
5) 仁志田博司：新生児医療における生命倫理．新生児学入門(第4版)．医学書院，2012．

第10章

周産期医療における 脳死をめぐる生命倫理

　「脳死」については，本書でもすでにたびたび言及してきた。臨床現場では，「脳死状態」のように「絶対的予後不良」の表現として治療を中止する判断に用いられるが，それとは別に，医療の世界のみならず社会的にも大きな倫理的議論を引き起こしているのが，臓器移植を前提とした脳死である。今のところ，周産期・新生児期はその対象に含まれていないが，近い将来この分野にも適応される可能性があることから，その意味するところと，内包する医学的・倫理的問題を知っておくことは大切であろう。

脳死の医学的意味と法的意味

　これまで述べてきたように「人間の人間たる所以は高次脳機能である心」にあり，その脳の機能が停止したと判断された段階で，生物学的存在のヒトとしては生きているが，社会的存在である人間としては「死亡した」と判定されうる。
　さらに，脳死と医学的に判定された事例では，積極的な治療を

行なったとしてもその生命予後は極めて短い。このため，生物学的生命を単に維持することは，患者に身体的苦痛を与えるのみならず家族にとっても精神的負担を与えるところから，無益な医療(futile medicine)と判定される。限られた医療資源を有効に利用する(allocation of limited medical resources)という目的は，この判断後に2次的に考えられる脳死判定の社会的理由である。

◆ 法的定義は臓器移植が前提

　脳死判定が法的に定められるようになったのは，脳死と判定された患者からの臓器移植が，医療として行なわれるようなったからである。それ以前から，日本の法律のなかには「死」という言葉が法律条項に 4553，法令に 633 あった(仁志田, 2001)。このため，従来の「死」の定義(呼吸停止，心拍停止，瞳孔反射消失という死の3徴候)を変えなければ，まだ動いている心臓を取り出し，移植する医療は行なえなかったのである。すなわち，法的には，脳死とは臓器移植を前提とした用語であり，それが「新しい死」と呼ばれる所以である。

　しかし，周産期・新生児医療の現場では，後述するように，医学的に脳死判定が困難なため，絶対的予後不良を表現する言葉は「脳死状態」が正しい。

　わが国は，諸外国に比して脳死臓器移植，特に小児の臓器移植の事例が極端に少ないことが問題として指摘されている。そこで，「なぜ少ないか，少ないことがどんな問題を起こしているか，少ないことが本当に遅れた医療体制なのか」を倫理的観点から論じてみたい。そのために，まず臓器移植を前提としない新生児期の脳死(脳死状態)の事例を提示する。

新生児期に脳死(脳死状態)と判定されたゆみちゃん

　ゆみちゃん(仮名，以下同)は常位胎盤早期剥離のため，緊急帝王切開で生まれた。母親は41歳4経産で妊娠高血圧があった。

　ゆみちゃんは在胎38週，出生体重2550g，アプガースコアは1分後に0点，5分後に1点で，分娩室で挿管されNICUに運ばれた。臍帯静脈血のpHは6.8，CO_2は80 mmHgであった。種々の蘇生術の結果，生後2時間の血液ガスはpH 7.2，CO_2 35 mmHgと改善したが自発呼吸はなく，生後12時間に間代性痙攣が認められ抗痙攣剤が投与された。生後24時間目の脳波には，スパイク(痙攣波)が認められたが，痙攣が収まった生後3日目および5日目の脳波はほぼ平坦となった。また，同日に行なわれたCT所見は，脳室がスリット状で白質と灰白質の境界が不明な脳浮腫の所見があった。

　その後も自発運動・自律呼吸は出現せず，瞳孔が散大して対光反射が認められず，何度か行なわれた聴性脳幹反応(ABR)も消失しており，神経学的に脳死あるいは脳死状態と評価された。

　児の管理に関するスタッフカンファレンスでは，ゆみちゃんは仁志田の基準で"クラスC"(積極的な治療を控え，緩和的看護に徹する)とされたが，生後7日目頃からバイタルサインが落ちつき，初期には困難であった母乳による経管栄養も開始された。

　母親は「みんなが脳死状態と言っても，この子は生きる姿を変えただけで，私たちにとっては生きているのです」と話しており，「保温・栄養・感染防止・愛情と尊厳」という基本的看護を行なう"クラスC"の管理を継続したが，ゆみちゃんは生後6か月に肺炎で死亡退院となった。お別れの場で，家族がスタッフに「ゆみは

短いながらも，みんなに愛された幸せな人生でした」とお礼の言葉を述べた。

その時，担当の看護師がゆみちゃんに「ありがとう」と言ったのである。のちにその看護師は，「ゆみちゃんは，ただそこにある存在でなく，やがて亡くなるとしても，今生きているという人間の尊厳を教えてくれたんです」と語った。

◆ 新生児・乳幼児には医学的な脳死判定はできない

脳死の医学的な定義は，「どんなに積極的な治療をしても，その生命維持の期間が短いこと」とされている。しかし小児においては，神経学的評価からは脳死の定義に合致しながらも，数か月どころか数年もの長期間生存する例が知られており，「長期脳死状態」あるいは「長期脳死患者」と呼ばれている。臓器移植を前提とした脳死判定において，当初，15歳未満の小児がその適用から外されていたのは，法的に自律性が発揮できない年齢[*1]とされているからだけでなく，本事例のごとく医学的にも乳幼児，さらに新生児の脳死判定は困難だからである。

個人的な経験であるが，シカゴ大学のレジデント時代に，「死産と判断されて紙袋に包まれていた児が動き出した」と分娩室から緊急電話があり，袋を開けてみると新生児が喘ぎ呼吸をしており，すぐ蘇生術を行なったところバイタルが戻り，なんとその児は生存退院したということがあった。産科医が死亡と診断してから1時間近く経っており，奇跡というよりは，そのようなことが起こっても不思議でないのが新生児なのである。

---

*1 遺言が法的に有効となるのは15歳以上。

このように成人の定義で脳死と判断されても，新生児には当てはまらず，長期脳死状態という不思議な言葉も存在するので，新生児・乳幼児には脳死は診断できないと明言すべきであろう。しかし，その予後が不良であることには変わりがなく，その状態で長期間生存することを念頭に置いた対応が必要であり，本事例のようにクラス C とすることも，その 1 つの選択であろう。

◆ **医学的な判断にかかわらず「生きている」ということ**

　周産期・新生児期においては，母親にとって，それまで胎内にいた児の死が受け入れられないことは当然の事象である。医学的判断とは別に，家族，特に母親が，その死を受け入れる過程が重要である。たとえ脳死状態であっても，家族にとって児が「生きている」ことには意味がある。それが医学的な判断や説明の埒外にあることは，ゆみちゃんの母親の言葉から明らかであろう。

　またこの事例で，ゆみちゃんの人生や母親の言葉に触れた看護師が，命の尊厳を学んだことの意味は大きい。すなわち，たとえ学問的に脳死であったとしても，呼吸・体温・心拍という生理学的な生命の維持がなされている場合には，周囲の者の感性には「生きている」という事実として受け止められる。そのことが与える影響を考慮しなければならない。

脳死臓器移植の歴史と日本での展開

　初めての心臓移植は，1967 年に南アフリカ共和国でクリスチャン・バーナード（Christiaan Barnard, 1922〜2001）が行なったことが知られている。そのドナーは黒人であり，レシピエントは白人

であった。さらに記録をさかのぼると，その脳死判定は医学的に不明瞭であった(梅原，1992)。

◆ 日本における脳死臓器移植

その翌年の 1968 年には，札幌医科大学で和田寿郎医師(1922～2011)により心臓移植が行なわれているが，その事例もドナーの脳死判定およびレシピエントの重症度判定に医学的疑惑があったことから，和田医師はドナーとレシピエント両方の殺人罪で刑事告訴された。最終的には法的に無罪となったが，わが国の臓器移植の進歩が 20 年遅れる原因となった。

1997 年に，ようやくわが国でも「臓器の移植に関する法律」(臓器移植法，平成 9 年 7 月 16 日法律第 104 号)が成立し，臓器提供にあたって①ドナーが臓器提供の意思を書面により表明していること，②脳死判定同意の意思を書面により表明していること，③ドナーの遺族が脳死臓器移植を拒まないこと，④ドナーが 15 歳以上であること，という条件が定められた。

生命倫理の原則では，自律性(自分の命と健康に関する本人の意思)が大切であることから，ドナーが自分の意思で臓器を提供してもよいと表明していることが絶対条件と考えるのが妥当であり，15 歳未満の小児は意思表示が法的に認められていないので，臓器移植の対象にはならないとされた。さらに小児，特に新生児は，ゆみちゃんの事例で述べたように，脳死判定が医学的に困難であることから除外された。

1997 年 7 月に成立した臓器移植法は，その附則第 2 条に「施行後 3 年を目途として，この法律の施行の状況を勘案し，その全般について検討が加えられ，その結果に基づいて必要な措置が講ぜ

られるべきものとする」とあるごとく，近々に現行法の改定が行なわれる可能性は極めて高いと考えられていた。

◆ 小児の脳死臓器移植を企図した法改定への動き

すでに述べたように 15 歳未満の小児は，国内での脳死臓器移植ができないことから，肝臓や心臓の「渡航移植」が国の内外を問わず社会的な問題として取り上げられた。また厚生科学研究費特別研究事業「小児における脳死判定基準に関する研究班」（班長：竹内一夫・杏林大学名誉教授）が，1999 年度報告書において，これまで脳死判定の適用外となっていた 6 歳未満の児(修正齢 12 週未満は対象外)まで脳死判定の対象とする検討(通称「竹内基準」)を行なったことから，小児にも脳死臓器移植の枠を広げることが，次回改定の 1 つの焦点とされていることは明らかであった。

さらに，2000 年に出された厚生科学研究「臓器移植の社会的資源整備に向けての研究」（主任研究者：北川定謙）のなかで行なわれた，上智大学法学部・町野朔教授を分担研究者とする報告書『臓器移植の法的事項に関する研究─特に「小児臓器移植」に向けての法改正のあり方』（通称「町野案」）が発表された。そこでは，「人は死に臨んで本質的に善行を行なう遺志をもっている」という乱暴な論調で，本人の反対意思表示がない時は，家族(親)の同意があれば臓器の提供を認めるべきとして，年齢に関係なく脳死状態にある人からの臓器移植を可能とする方向を示した。それは学問的・倫理的な議論の結果でなく，脳死臓器移植事例を増加させ，さらに小児への適応範囲を広めようとする恣意的意図をもった改定案であった。

児童虐待や養育放棄などに見るごとく，必ずしも親が児の最大の保護者や代弁者であり得ない例が少なくないことを肌で感じている小児科医にとっては，町野案は子どもの権利を考慮しないものと受け取られた。そこで日本小児科学会は，2001年5月5日，小児科倫理委員会の小児脳死臓器移植に関する検討小委員会（委員長：仁志田博司）の公開フォーラム「小児の脳死臓器移植はいかにあるべきか」を東京女子医科大学弥生記念講堂にて開催した。

　しかし紆余曲折を経て，臓器移植法の施行後10年で脳死臓器移植例が60件程度と普及していないことおよび小児の「渡航移植」が社会問題となっていることを理由として，①脳死を一律に死の定義とすること，②本人の意思の確認がなくても家族の同意だけで脳死臓器移植を可能とすること，③15歳未満の青少年も対象に含めること，の3点を骨子とした臓器移植法改定が2009年に国会で承認され，2010年から施行された。

　この新たな脳死臓器移植法は，医学的に脳死判定が不透明なまま適用を小児まで広げたばかりでなく，本人の意思すなわち「自律性」を無視して，家族の同意で脳死臓器移植を可能とした点で，生命倫理的には大きな問題を残している。

◆ 小児の脳死臓器移植例が少ないことは問題か

　わが国の脳死臓器移植例が，諸外国より少ないことを後進性と卑下するのは過ちで，むしろ生命倫理的に正しい判断に基づいた結果であると考えるべきである。小児の「渡航移植」の問題は，小児の「自律性」の年齢の枠の検討や，法的規制などで対応すべきであろう。

　脳死臓器移植法の改定後4年間で，ある程度実施例が増えてい

るが，小児脳死臓器移植は2014年12月の時点で5例に過ぎない。アメリカでは年間350例以上の小児心臓移植が行なわれている一方，わが国の小児脳死臓器移植は「例外的」といってよい状況となっている。しかしくり返すが，それが日本の文化のなかでは妥当な姿であり，欧米に比して遅れているという論は正しくない。医学・医療の進歩と社会的認知の変化に伴って，わが国においても徐々に脳死臓器移植の実態が変わっていくのが健全な姿であり，闇雲に諸外国に追従しようとすること自体が非倫理的とされよう。

脳死にかかわる倫理的考察

◆ 死後臓器移植と脳死臓器移植の倫理的差異

臨床的判定による死後臓器移植（腎臓・角膜・心臓弁など）では，ドナーはすでに古典的な死の3徴候によって医学的に死亡していると判断されている。そのため，ドナーの生前の意思が明らかでなくとも家族の意思で可能とされ，さらに法的な規制を伴うことによって社会的に受け入れられている。

生体臓器移植である骨髄移植，腎臓移植，部分肝臓移植，部分肺移植などは，生体であるドナーの体にメスを加える。これは一見，生命倫理の「侵害回避の原則」（別章，p.224参照）に反するが，そのドナーへの侵襲が，医学的に許容範囲と判断されるレベルであれば，「共生」という人間社会における善意の表われと理解されて，医学的・法的・社会的環境の整備によって医療として受け入れられている。特に肝臓は，ある程度の大きさがあれば一部を切除しても再生するので，わが国では大人（多くは親）から子ど

もへの部分肝臓移植が，脳死臓器移植を必要としないほど普及している。

　それに対して脳死臓器移植は，ドナーの生命そのものを犠牲にするものであり，生物学的に生きている個体からの臓器移植を可能とするために，わが国の通常の死の定義とは異なった論理を必要とすることから，法的に脳死を新しい死の定義として認めたことは前述のとおりである。その論理は，「心と体は異なる」という心身二元論による西欧の死生観に基づくもので，「死体は物である」と受け入れることから来ている。

　しかし，日本人の死生観では，死は生と連続した現象であり，死を受け入れるまでには，本人のみならず残された者と社会が納得するための儀式的行為など，多くのプロセスが必要である。仏壇に毎日御膳や花を供え，少なくともある期間は，亡くなった人に対しても生きている時と同じように対応しているのが，その表われである。

　それ故，わが国で脳死臓器移植が西欧のように簡単に受け入れられないのは当然である。脳死という医学的な内容をもっとも理解している1人であるノンフィクション作家の柳田邦男でさえ，その著書の『犠牲(サクリファイス) ── わが息子・脳死の11日』(文藝春秋，1995)のなかで，「脳死判定された息子のバイタルが自分が来ると安定する」と述べ，学問的に脳死状態であることを理解しながらも，「息子は生きている」と偽らざる心境を吐露している。

◆ 脳死臓器移植がはらむ倫理的リスク

　脳死状態の患者が死者として扱われる理由の背景には，治療を

第 10 章　周産期医療における脳死をめぐる生命倫理

続けることが当人に苦痛を与えるだけで無益(futile)であり，さらにその死をもって患者と家族の苦しみを救う，あるいは本人が死んでも，生きている臓器を有効に利用することは他人のためになる愛の行為である，という考えがある．しかし，臓器移植法という権力で人の命を奪うことが，倫理的に容認されるかについては，真摯に考えなければならない．

　人間社会では，家畜を生殖させ，生かし，殺すことが認められてきたが，過去の歴史においては，その論理を拡大し，「殺しても罪にならない，生きるに値しない階層の人間」（ホモ・サケル；homo sacer：奴隷，賎民，ナチス政権下のユダヤ人など）をつくったことがあった．それは時の権力者が，その階層の人々の理性に基づく自由意思（心・精神）を認めず，人間としての尊厳を奪い，動物と同じレベルと見なしたからである．近年になってからも，第 4 章で述べたごとく(p.49)，動物愛護の論陣を張った哲学者のシンガーが，「自我がない小さな子どもには人間の尊厳が認められず，自己を認識している動物以下であり，ホモ・サケルとみなされうる」として議論を呼んだことがあった．

　われわれは，脳死とされた者の動いている心臓を取り出しても罪にならず，社会がそれを認めることに，これと同じような思想が潜んでいる危険を感じなければならない．事実，中国の移植手術で使用される臓器の多くは，処刑された囚人から摘出したものだという報告が 2007 年にあった(Huang, 2007)．

　このように生命倫理的には，脳死臓器移植法そのものが内包する深い問題を考慮しなければならない．臓器移植を可能にするために脳死が認められる段階から，さらに「植物人間−予後の悪い患者−お金はかかるが生産に従事しない老人−意見を言えない子ど

も」へと，その人間としての尊厳が反故にされ，臓器移植の対象へとエスカレートしていく「滑りやすい坂道」に入る危険をはらんでいることを忘れてはいけない。

日本の脳死臓器移植の未来

　本章は，あえて多くの専門家が真摯に脳死臓器移植を推進する努力をしている医療現場に，水を差すような論調とした。これは，やがて制度が整い，さらに社会が違和感なく受け入れるようになって，わが国でも脳死臓器移植が普及することを確信しているからである。

　今のわが国の脳死臓器移植の現状を，西欧先進諸国に比べて恥ずかしい，文明の進歩から遅れている，と単純に考えるのは正しくないであろう。アメリカでは日常のように脳死臓器移植医療が行なわれているが，その運用は公正といいながらも，社会的地位のある者や裕福な者が何らかの理由でレシピエントとなることが多いという。このように非倫理的な，影の部分の片鱗を見聞きするにつけ，「はたして脳死臓器移植は，純粋に医療の進歩といってよいのだろうか」と私は違和感をもつのである。

　単に西欧諸国を追いかけるだけでなく，わが国はわが国として，時が熟して社会が受け入れられるようになるために努力をするべきである。そのプロセスを踏まずに，強引ともいえる方法で脳死臓器移植を推し進めようとする現状に，生命倫理を学ぶ者として，さらに，大人が規範となっているわれわれの社会において受け身にならざるをえない子どもの命を守る立場にある新生児科・小児科医として，危惧を抱くのである。

周産期医療において脳死が問題になる事例は，臓器移植のための法的な脳死とは異なり脳死状態という極めて予後不良な臨床像の評価であり，治療を続けることは無益であるという判断が行なわれるが，このことは第3章の「予後不良の児に対する倫理的対応」(p.25)において論じている。

　最後に，無脳児を脳死として臓器移植のドナーとする考えは，長い間医学的に積み上げてきた脳死の診断基準や概念を無視する結果となることから，適切でないと学問的に結論づけられていることを付言する(仁志田，1991)。

文献
1) 梅原猛(編)：「脳死」と臓器移植．朝日新聞，1992．
2) 杉本健郎：子どもの脳死・移植．クリエイツかもがわ，2003．
3) 柳田邦男：犠牲(サクリファイス)──わが息子・脳死の11日．文藝春秋，1995．
4) 日本小児科学会倫理委員会(委員長　仁志田博司)：公開フォーラム(小児の脳死臓器移植はいかにあるべきか)報告書．日児誌，105(11)：1250-1252, 2001．
5) Huang J：Ethical and legislative perspectives on liver transplantation in the People's Republic of China. Liver Transpl, 13(2)：193-196, 2007.
http://onlinelibrary.wiley.com/doi/10.1002/lt.21081/full ［2015/06/01 アクセス］
6) 仁志田博司：無脳児は臓器提供者として適切か．医学のあゆみ，157(7)：426, 1991．
7) 東京女子医科大学弥生記念講堂　小児科学会主催公開フォーラム「小児の脳死臓器移植はいかにあるべきか」座長　仁志田博司(小児科学会理事会倫理委員会「小児脳死臓器移植に関する検討小委員会」委員長)講演資料．2001．

第11章

性と命の誕生をめぐる生命倫理

　これまで周産期医療において遭遇するさまざまな問題を生命倫理の切り口から解説してきたが，改めて「人が生まれる」という出来事を「性と命の誕生」という根源的な側面から考えてみる．
　「性」の言葉には，「性別」の意味と「性行為」（性交：セックス）の意味が含まれる．進化の過程で生まれた性は，男女という性別によって遺伝情報の多様化を促進するという大きな生物学的役割を果たしてきた．その一方で人間においては，セックスはそのような生殖目的を越えて，社会の絆をつくる手段の一端にまでなっている．それに伴い，新たな生命倫理的問題が生じてきた．
　さらに，第9章(p.161)で述べたごとく，性そのものが進化の代償として死を内包しており，またセックスの結果としての新しい命の誕生の時ほど人が死に近づくことはないところから，周産期に特化した性と死の概念を考えてみる．

性の誕生

　生命はその起源において，同じ遺伝情報(DNA・染色体)のコピーによって新しい生命体をつくっていた。進化の過程で性の分化(雄雌・男女)が起こったことによって，精子と卵子がそれぞれもつ異なった遺伝情報がランダムに交じり合い，生物の多様性が促進されたことは第9章でも述べた。

　性の分化においては，イブ(女性)はアダム(男性)の肋骨から生まれたという旧約聖書の記述があるが，生物学的には逆である。本来は女性として生まれた生命体が，発生の過程で遺伝子からの情報(テストステロンなどの男性ホルモン)によって男性となっていくのである。

　臨床的にも，外見上は紛れもない女性であるが，不妊のため検査したところ，卵巣と思われていたものが睾丸であり，染色体検査でもXXでなくXYである精巣性女性化症候群(testicular feminization syndrome)が知られている。すなわち，たとえXYという男性になる遺伝子をもっていても，男性化の遺伝情報が働かない場合は女性となるところから，生命体の基本型は女性であるといえよう。

　さらに性別は，染色体(XXかXY)・性腺(卵巣か睾丸)・性器(女性器か男性器)の違いに加え，自分を女性と思うか男性と思うかという精神心理のレベルにまでおよぶことが，医学的にも受け入れられている(表11-1)。このことは上記の発生学的な事実を知れば，昨今社会的さらには倫理的にも議論されている性同一性障害は，特別な病気ではなく人間という生物にはありえる現象と理解することができよう。

表 11-1 性のレベル

1. 染色体レベル(chromosomal sex)

   XYであるかXXであるか。Yが1個でもあれば男性、なければ女性である(XXXXXYは男性、XOは女性である)。

2. 性腺レベル(gonadial sex)

   卵巣であるか精巣であるか。まれに両者を一緒にした卵精巣(ovotestis)がある。

3. 性器レベル(genital sex)

   ①外性器：外見上、男性器か女性器か。臨床的なレベルでの性の決定に最も重要である。
   ②内性器：とくに女児において、子宮および付属器が十分に形成されているか。

4. 精神心理レベル(mental-psychological sex)

   精神心理面で男性・女性のどちらであることがよりふさわしいか。上記1～3のレベルでは完全に男性(女性)でありながら、精神心理面で女性(男性)という例が知られている。

仁志田博司：新生児診断学．新生児学入門(第4版)．医学書院，66, 2012 より改変

性の変容

　前述のごとく、性は生物がより効率的に種の多様化を促すための進化の産物であり、性行為(セックス)は子孫を残すことがその目的であった。植物における雌しべと雄しべの受粉は、セックスというには似つかわしくないが、遺伝情報の交換という意味では動物の性行為と同じく次世代の生命を生み出す現象である。同様に、ほとんどの動物においても性行為は純粋に生殖が目的であり、雌が排卵する時にだけセックスが行なわれ、ほぼ100％受胎という結果になる。

　動物を用いた周産期関連の研究においては、正確な受胎の時期

(在胎週数や胎齢)を知ることが重要である。それを知る目的で,研究者は雄のペニスに色をつけておいて雌を観察し,性行為が行なわれて雌の外陰部に色がついた日を受胎の日であると正確に判断できる。

◆ 生殖からコミュニケーションの方法, さらに快楽の追求へ

一方人間は,性行為を行なっても簡単に妊娠しないだけでなく,性行為そのものが必ずしも生殖行為でない場合が多い。それは人間においては,性行為は単に生殖目的だけでなく,愛する者同士のコミュニケーションとしても重要な意味をもつようになったからである。さらに,それに付随して獲得された性感(性的興奮を誘発する快感)によって,親密な人間関係を形成するという目的を超えて,快楽を目的とする性行為が行なわれるようになった。

人間以外の動物では,極めて例外的にボノボ(ピグミーチンパンジー)が生殖目的でなく,人間の挨拶のように頻繁に性行為を行なうことが知られているが,類人猿(ゴリラ,オランウータン,チンパンジー)はじめ,ほとんどの動物の性行為は生殖目的である。

なぜ人類は,生殖目的以外で性行為を行なうようになったのであろうか。人類の赤ちゃんが生理的な早産で生まれるところから,子どもと母親を保護する役目をもった父親の存在が必要となり,メスがオスを引きつけておくという生物学的理由もあるだろう。しかしそれだけではなく,高度に進化した知能と複雑化した共同生活(社会)において,性行為を介したお互いの交流(愛や信頼関係の確認)のもつ意味が重要となったからではないだろうか。

それ故,信仰などの理由をもつ一部の人々を除けば,生殖を目

第 11 章　性と命の誕生をめぐる生命倫理

的としない性行為は日常的である。避妊の為の医療としてのピルの使用や女性が避妊の知識をもつことは広く認められており，そのことに非倫理性はない。

　このように人間においては，生殖を望まない性行為がごく普通に行なわれ，ある確率で望まない妊娠が起こり得るところから，その中絶は成育限界以前の妊娠早期であれば同様に非倫理性はなく，現代の人間社会においては容認されていると考える。プロライフ(胎児の生命尊重論)とプロチョイス(女性の産まない権利尊重論)の議論は，成育限界を越えた胎児の人権と母親の権利が相克する場合に論じられるものであろう。

　このように性行為には，本来の子孫を残すという目的に，コミュニケーションという目的が加わり，さらに性的快楽を追求するという目的が加わって，人間社会における性の意味が急速に変容しつつある。喩えが適切でないかもしれないが，摂食行動もまた，生命維持の目的から食を楽しむものに，さらに相手を楽しませるための調理法や創作(料理)する楽しみなどに広がっていった。

　このようにセックスが本来の目的から離れた変容をしていることを，非倫理的とはいえない時代になったことに，われわれは向き合わなければならない。

女性の妊娠・分娩と社会の対応

　女性が子どもを産むことを義務づけられ，不妊が離婚の理由とされることは，歴史のなかだけでなく現在でも，ある文化圏では散見される。しかし文明社会では，妊娠・出産は女性の義務ではなく自由意思である。

統計上，10 組に 1 組のカップルに子どもができない医学的理由があることが知られている。子どもがなくとも幸せな人生を送っているカップルは例外ではない。またすでに述べたごとく，生殖を伴わないセックスという性の変容に伴い，妊娠を前提としない同性同士のカップルが社会に受け入れられるようになったことは，女性を「子どもを産む性」とみなす固定観念が通用する時代ではなくなったことを意味する。

　しかし一方で，近年の生殖補助医療の進歩が引き金となって，子どもをもつことが女性の権利や義務と感じる傾向が生まれてきたことから，みんなが子どもをもつことができると考えることによるトラブルが生じてきたことは，極めて皮肉である。医学的に，ある確率で不妊は存在するものであり，高度に進歩した ART（高度生殖補助医療技術）をもってしても，子どもをもてない現実があることを容認しなければならない。

◆ マタニティ・ハラスメントの非倫理性

　もちろん現代においても，愛する者同士が結ばれ愛の結晶として子どもをもち家族を形成することが，1 つの幸せの形であることには変わりはない。社会や組織が妊娠や出産を理由に女性に不利益を強いることは，生命倫理の根源である自律性と公正の原理（別章，p.226）に触れる行為である。

　1956〜1959 年に，新潟県のある国立病院において，勤務管理上の理由から看護師が出産するためには，ほかの看護師の出産と 90 日（出産休暇の期間）の間隔を取ることが決められ，当時のその病院の勤務体制では 3 年に一度しか妊娠することができない状態であった。これは極端な例であると思われるかもしれない

が，妊娠・出産に関して不利益を被る状況を女性に強制することは，現在の経済優先の社会においては未だ稀ならず行なわれており，それらはマタニティ・ハラスメントと呼ばれている。

わが国の一流企業においても，出産後に子育てをしながら働く社員の精神的・身体的負荷に対する配慮が不十分であることは，産む性である女性や子育てそのものに対する男性社会の無理解がその根底にある。

◆ 出産のヒューマニゼーション

1960～1970年代に，アメリカでバイオエシックス（生命倫理学）が起こった1つの原動力は，ウーマンリブと呼ばれた女性解放運動であった。その活動目標の中核が，女性が自分の意思で自分の希望する出産を行なうことであり，これまで医療上の名目でその当事者たる産婦の意思がほとんど無視されていたお産の現場に，女性側からより人間的な出産を望む運動が起こった。

わが国では1993年に，「産む人と医療者をつなぐネットワークREBORN」[*1]が，「お産は母と子が主役」を合言葉に活動を始めた。出産を経験した女性の声に耳を傾けると同時に，これまで医師による父権主義的な医療が中心であったお産に，助産師による「妊娠・分娩は自然の営みである」という考えに基づいた，妊産婦主導のお産の導入を訴えるものである。それは言葉を代えれば，出産の人間化（ヒューマニゼーション：humanization）と呼ばれるほどの大きな変革を目指すものであり，これまで医師が医学的観点から行なっていた医療としての出産にも，それを受ける女性側

---

*1 再生：出産が生まれ変わるように，との願いが込められているという。

からの視点が加わることは歓迎されるべきことである。

しかし同時に，人がいちばん生命の危機にさらされる時が出生の時であることも忘れてはいけない．故尾島信夫博士(聖母病院名誉院長，1910～1997)は，「最新の医療の進歩を背景に，可能な限り自然かつ人間的なお産がもっとも理想的な分娩であり，それは最新医療と手間暇をかける贅沢分娩である」と述べている．少産少死となった現在，この贅沢分娩のもつ意味を改めて考える必要があろう．

文献
1) 仁志田博司：周産期の生命倫理をめぐる旅：あたたかい心を求めて(第21, 22回)生と死をめぐる生命倫理：死生学(Bio-Thanatology)(Ⅰ)-(Ⅱ)．助産雑誌，68(9, 10)：836-840, 928-932, 2014.
2) 色平哲郎：医のふるさと 半世紀前の「出産制限」とマタハラ．日経メディカル(2014年12月号)，133, 2014.
3) 河合蘭，他：REBORNの歩みを振り返る 産む人と医療者をつないだ20年間(第1-3回)．助産雑誌，68(7, 8, 9)：616-620, 708-712, 802-805, 2014.
4) 仁志田博司：新生児診断学．新生児学入門(第4版)．医学書院，64-66, 2012.
5) 尾島信夫：私の随筆集．260, 1994(私家版).

第12章

生命倫理の背景にある「連続と不連続の思想」

　倫理の「倫」は仲間という意味である。ともに生きている仲間内で生命に関する考え方に齟齬が生じた時，それをすり合わせようと努める試みが生命倫理である。その過程において，より良好な治療成績やより高い経済効率といったEBM(evidence based medicine)だけでなく，相手のことを自分のことのように考える「あたたかい心」が背景になければ，人間味を失った冷たい判断に陥る。

　「あたたかい心」とは，単に同情や憐れみ(sympathy)といったレベルを超え，相手の苦しみ・痛みを自分の苦しみ・痛みと感じること(empathy)のできる心である。その「あたたかい心」とは，弱い生き物である人類が，生き抜くために進化の過程で勝ち得たもっとも大切な宝であり，その「あたたかい心」を育むのが，本章のテーマの「連続と不連続の思想」である。

　私が生命倫理を考えるうえで，常にバックグラウンドミュージックのように流れていたのは，人と人との連続性，さらには森羅万象の連続性を感じる思いであった。この思想の解説をもっ

て，本書の最終章としたい。

臨床の葛藤から生まれた思想

　これまで何度も述べてきたごとく，私は周産期・新生児医療の現場で，「これ以上の治療を続けることがその子と家族にとって本当に幸せや安寧をもたらすのか」と何度も呻吟してきた。その倫理的判断の理由づけに，「零と無限大の論理」なる屁理屈を考えて自分を納得させていたが，心落ち着かない日々であった。

　「零と無限大の論理」とは，俗に地球より重いと喩えられる人間の命の価値が無限大であるなら，その生存の可能性がたとえ1万分の1であっても無限大×1万分の1は無限大であり，あらゆる救命の医療を行なうべきである，しかし，その生存の可能性が零であったら無限大×零は零であり，治療を止めることが許されるであろう，というものであった。しかしそれは，「切り捨て」となる理論をオブラートに包むようなものであることに変わりはなかった。

◆ 1冊の本との出会い

　その日私は，長期間人工換気を行なっていた染色体異常の児の治療中止をスタッフに告げ，重い気持ちで病院を出た。夕食に招待してくれたシカゴ留学中に親しくなった中国系アメリカ人宅へ向かう途中，家内との待ち合わせの短い時間に，手土産に日本の写真集を求めようと入った書店で何気なく手にした本が，謎めいたタイトルの『パワーズ オブ テン ── 宇宙・人間・素粒子をめぐる大きさの旅』(日本経済新聞出版社，1983)であった。

第 12 章　生命倫理の背景にある「連続と不連続の思想」

　ページをめくるたびに，自分が興奮してくるのがわかった。具体的に何がどのように，私の心の葛藤を解決してくれるかはわからないながら，「これだ！」とその本との運命的な出会いを感じたのである。その思いは，自分用に購入したその本の見返しに書かれた，「1986 年 10 月 1 日，渋谷道玄坂にて，私が求めていた本」の言葉に表われている。

　「Powers of Ten」とは，日本語に訳せば「10 のべき乗(10^n)」の意味で，10 を正数でべき乗(10^n)すればあっという間に大きくなり，負の数でべき乗(10^{-n})すればどんどん小さくなることを表わしている。この本は子どもに大きさを教える本であり，見開きの左側に例えば $10^0(1)$m の大きさの写真を示し，右のページにその大きさの具体例と説明が書かれている。のちに，ワシントンのスミソニアン博物館の子どものセクションで，その原書と，宇宙の果てから素粒子の世界までを一瞬でつなげるビデオを見つけた。

◆ 世界の連続性を直感的に理解する

　その本で，10^{25} m（約 10 億光年の距離）から 10^{-16} m（0.1 フェルミ）までの 42 枚の写真に示されていた，極大から極小まで連続した世界の中に，私たちは存在している。それによって，すべてが連続した世界であり自分たちがこの宇宙の一員であることを天啓のように直感したことが，一陣の風のように私の心のモヤモヤとした霧を払ってくれたのである。

　本章では，私たちを取り巻くすべての事象が連続であることを解説する。その連続である事実を感じながら不連続としなければならない判断を下す時，私たちは，冷たく切り捨てるのではなく，自分と連続した存在である仲間が，この社会で生きていくために

は仕方がない判断と，相手へ思いを馳せながら涙して行なうのである。それが私の生命倫理を考えるうえでの基本となる，「あたたかい心」を支える「連続と不連続の思想」となったのである。

私たちを取り巻く連続性とは

◆ ぬくもりのある連続した宇宙

　私たちが世界を認識する時に基本的な単位として用いている「時間」と「空間」が連続したものであることは，容易に理解できるであろう。時間は連続で，ミヒャエル・エンデ(Michael Ende, 1929〜1995)の小説『モモ』(岩波書店，1976)の時間泥棒のように，時間を切り取って貯めておくことはできない。また空間も連続で，写真や絵画に写し取るならともかく，ある空間を切って取り出すことができないことは明らかであろう。

　近代の相対性理論では時間が伸び縮みすることや空間が曲がったりすることが考えられているが，それでもその連続性には変わりがない。

　さらには物質さえも，分子や原子のレベルを超えて素粒子の世界までさかのぼれば，重さも大きさもない世界にたどり着き空間と癒合してしまうことが最新の量子論[*1]から知られている。

　このように私たちを取り巻く世界のすべては連続であるが，私たちは生きていく知恵として，時間を1時間は60分とか1日は24時間であると分けて，一瞬の間にすぎない時を「今は2014年の1月5日11時55分30秒である」と人為的に不連続にして

---

*1 最小単位がある広がりをもった「ひも」や「膜」であるといった理論。

第 12 章　生命倫理の背景にある「連続と不連続の思想」

扱っている。同様に空間においても，日本・東京・新宿区・河田町さらに1丁目8番地などと，実は連続であるものを人為的に不連続に分けている。物質に関しても，素粒子のレベルでは空間と物質は連続しているが，私たちの生活のレベルでは1つの「物」として，空間からは不連続として扱われている。

　このように考えると，私たちの住んでいるこの宇宙は，ビッグバン*2 と呼ばれる火の玉で始まって以来，約138億年の時間の歴史と空間の広がりとをもった連続体としてとらえることができる。

　もう1つ，私たちと宇宙のつながりを考えるうえで大切な事実がある。それは，私たちの身体をつくっている自然界にある92の元素のなかで，生命維持に不可欠な亜鉛(Zn, 原子番号30)やセレン(Se, 原子番号34)といった，原子番号が鉄(Fe, 原子番号26)より大きい(重い)部類に入る物質は，太陽系以外の天体でできたものだということである。

　太陽程度の大きさの星は，核融合でエネルギーを出して燃え尽きると，白色矮星と呼ばれる冷たい星になってその一生を終えるが，太陽の3倍以上の質量のある星は最後に大爆発を起こして超新星となる。その時に，もの凄い熱と圧力が加わることによって鉄より重い質量の元素をつくり出し，宇宙空間にまき散らすのである。

　このように，宇宙の彼方で生まれた太陽系ではできない元素が，隕石などの形で地球に舞い降り，そのなかの亜鉛やセレンなどが私たちの身体の重要な部分をつくっていることを考えると，私たち人間もみんな同じく宇宙とつながっていることを感じるであろう。

---

*2 正確にはその前にビッグインフレーションがあるとされる。

◆ ガイアという運命共同体の地球

「ガイア」とは、もともとギリシャ神話の大地の女神のことで、天地を含めた地球全体を意味する言葉である。私たち生物がそれぞれ勝手に生きているように見えながら、生態系全体として調和がとれているのは、地球が私たち生物を生存しやすいようにサポートしてくれているからだという考えが、地球全体を1つの生命体としてとらえる「ガイア理論」である。

多くの宇宙飛行士は、真っ暗な宇宙の中に青く浮かぶ地球を見た感動を、「地球は生きている」と述べている。それは単なる見た目の感想ではなく、本当に地球が1つの生命体のように機能していることを実感したからであろう。この地球全体を肉眼で見るという特殊な体験は、人を、まるで神を感じるような心境にするようで、多くの宇宙飛行士が信仰に目覚めたことが、宇宙から帰還した人たちにインタビューした『宇宙からの帰還』(中央公論社, 1983)という本に記録されている。

さらに宇宙物理学者のなかには、たとえ宇宙創造以来の138億年という歳月の長さを考えても、地球という稀有なる環境をもった星に人間が生まれたことは奇跡的なことであり、この宇宙は、人間を生み出すためにできた(宇宙人間原則論)、と真面目に考えている人がいる。

そのような宗教的な直感のような考え方とは別に、地球環境学の立場から地球が1つの生態系であることを論拠とし、地球を「1つの生き物」のようにとらえるガイア理論がある。

ダライ・ラマ14世は、龍村仁監督の『地球交響曲第二番』(1995)というドキュメンタリー映画のなかで、「私たちはみんな宇宙の落とし子であり、この世に単独で起こっている現象は1つもな

く，すべてがつながっている。だから何事も結果のみを心配しないで，今を一所懸命生きなさい」と発言している。

これは，私たちがこの連続した大宇宙に囲まれた地球号の乗組員の1人であり，みんなつながっていることを感じることの大切さを言い表わしたもので，この地球のような奇跡の星に生まれたわれわれは，ともにこの地球に生きる幸せを感じよう，というメッセージでもある。まさに「連続と不連続の思想」につながるものといえるであろう。

私とあなたの連続性

哲学者のマルティン・ブーバー(Martin Buber, 1878〜1965)は，その著書『孤独と愛 —— 我と汝の問題』(野口啓祐訳，創文社，1958)のなかで，「我が汝と語りかける時，我にとって汝となる人は自己のうちに全体を宿すことのできる者である」と述べている。すなわち，「あなたから見れば私はあなたであり，立場を替えればあなたは私なのである。あなたが悲しければ私も悲しさを感じ，私がつらければあなたもつらさを感じるであろう」ともいえる，我(私)と汝(貴方)の両者は立場を替えただけで同じものになり得る連続性をもっているということを意味している。

それが相手へ思いを馳せる「あたたかい心」の源泉であり，その背景には「私もあなたもすべてつながっている」という連続の認識と，しかしながら「私は私でありあなたはあなたである」という不連続の認識の調和を説いているといえる。

◆ 社会のなかの連続性

　人間は，自分は自分であり他人は他人である，という不連続性を認めながら，お互いに理解し合い助け合う連続した社会のなかで生きている。すなわち，状況が変われば，他人は自分となり自分は他人となり得るという，人間としてのつながりを感じながら生きている。

　その具体的な一例を挙げると，私たちは現在たまたま健康な成人であるが，かつては弱い赤ちゃんであり，いつかは必ず弱い老人となり，また，いつかは障害者となるかもしれないという人生の連続性を考えた時，病気の新生児は助かっても障害を残すからと助けないのは，自分がかつて新生児であったことを忘れているからであるといえないだろうか。同様に，電車に乗っていた老人がよろめいて若者の足を踏んだ時に，「老人は老人ホームで寝ていろ」と怒鳴るとすれば，若者がその老人は自分の未来の姿であることを認識していないからではないだろうか。また，多くの人が障害者を異邦人のように見てしまうのは，自分が障害者とは別の人間だと思ってしまうからではないだろうか。実際は，私たちは，いつでも障害者になり得るだけでなく，医学的に見れば多少なりとも障害のない人などいないのである。

　このように弱い新生児は自分の過去であり，弱い老人は自分の未来であり，弱い障害者は自分の分身である，という連続性を感じることが，相手を思いやる「あたたかい心」の源泉となる。

◆ 不連続性の芽生えとともに連続性を学ぶ意義

　子どもは，自我が芽生えることによって自分を知り，さらに自分を知ることによって他人を認識するようになる。この時に自分

と他人の連続性を感覚的に知ることが，他人とともに生きることの大切さを学ぶ最初の重要なステップとなる。

　子どもは，もともと自分と他人を区別する能力が十分でなく，他人の物も自分の物もその区別がわからず，ごく当たり前に相手の物を取ってしまう。また，自分と他人の区別がわからない間は，相手の痛みを理解することはできないので，手加減なく相手を噛んだり打ったりするのである。それ故，自分と他人の区別ができるようになった頃に，相手が痛いことは自分が痛いことと同じであるという，自分と他人の連続性を教えなければならない。

　私たち大人は，他人が怪我をして血が流れているのを見ただけで，自分が怪我をしたようなゾッとする感覚が身体を走るのを経験するが，それは無意識に相手の痛みが自分に投影されるからである。近年，猿の脳機能の研究から，物を食べている相手を見て自分も食べているように反応するミラーニューロン（mirror neuron）という，見聞きしたことを自分の体験であるかのように反応する脳内の細胞が発見されている。それによって，相手が痛いということを自分の痛みとして無意識に感じてしまうように，自分と他人の連続性を学習することは，人間がともに生きていくうえでとても大切な脳機能なのである。子どもの時に，そのような感覚を学ばないまま成長してしまうと，相手の痛みが理解できず，無頓着に傷つけてしまうことになる。昨今の少年たちが起こしている信じ難い残酷な犯罪には，そのような背景があると考えられる。

人間の一生の縦糸と横糸の連続性

　「人」は人が歩いている姿の象形文字といわれ，ホモ・サピエン

スと呼ばれる生物学的存在を表わしている。それに対して「人間」という言葉は, 人と人の間がある社会的な存在という意味がある。

　実は, 人間という言葉は日本語なのである。このことを私に教えてくれたのはイタリア人のピタウ大司教(Joseph Pittau, 1928～2014, 元バチカン教育省局長)であった。彼が,「仁志田さん, 人間という日本語は素晴らしい言葉ですね」と言うので,「中国語ではないのですか」と驚いて聞き返すと,「中国語では『じんかん』と呼んで『世間一般』のような意味です」と答えられた。私たちは, 単なる生物学的存在の「人」から, ともに生きることの重要性を学んで社会的存在の「人間」に進化したのである。

◆ 過去から続く人類の命の流れに連なる連続性

　「綾」という言葉は, 縦糸と横糸が織りなす様子を表わすという。まさに私たち人間の一生は, 多くの人々との「綾なすつながり」によって成り立っている。1人の人間の親から祖先へと綿々とつながる家系(遺伝子)の縦糸と, 社会のなかで多くの仲間とつながり合う横糸の連続性を考えてみよう。

　「私を産んでくれと頼んだ覚えはない。ほっておいてくれ」と親に暴言を吐く子どもがいる。それを, 独立心があるなどとおだててはいけない。私たちは誰もが赤ちゃんで生まれ, 親に育てられて大きくなったのである。

　それ以上に, すでに述べたごとく, すべての命は約37億年にわたる系統発生の歴史の結果であることを思い知らなければならない。人がこの世に生を受けたということは, その父母がいたからであり, さらにその父母が生まれたのは祖父母がいたからであると, どんどん考えていけば, 私たちは親や祖父母を超えた人類

の命の流れに思い至るのである。

　私の子どもたちは実家に帰ると，最初に仏壇の前に行って自然に手を合わせる。私たちが今ここにいるのは，私たちの先人のおかげであることを知れば，親や先祖を敬うのは当たり前のことであり，子どもの時から親がすることを見ていれば，それは理屈抜きに身につくのである。

◆ 今ここで網の目のように相互につながる連続性

　私たちが今ここに存在しているのは，祖先からの縦の命の流れだけでなく，ともに支え助け合っている横のつながりがあるからである。私たちの身の回りの生きていくために必要なすべての物が，なんと多くの人のおかげをもって存在していることか。その多くの人たちとの横のつながりと，そのありがたさを感じなければならない。私は，あたたかい心の源泉である連続と不連続の思想について講演をする際，冒頭で，「今私がここに立っているという事実は，電車に乗ってくるということだけでも，多くの人とのつながりの結果なのです」と言うことにしている。それは言葉の遊びではなく，本当にそう思うからなのである。

　人と人のつながりが，私たちの想像を超えてどのくらい密であるかを示す『複雑な世界，単純な法則 ── ネットワーク科学の最前線』(草思社，2005) という本によれば，なんと約6人の紹介者に間を取りもってもらえれば，地球上のすべての人と知り合いになることができるという。同様に，インターネットで約6回クリックしてリンクのまたリンクをくり返すと，個人レベルのホームページを含めた世界中のウェブページにまでつながるという。このように私たちの世界は，網の目のように緊密な人間関係で成

り立っている。

　程度の差はあれ世界中の誰もが重要であり，一瞬一瞬のその人の役割が世界中の人の存在に関与しているのである。その逆を考えれば，私は世界中の人とのつながりのおかげで今ここに存在しているのであり，その「人間同士の連続性」を感じることができれば，それが「あたたかい心」の源泉となるのである。

物質と生命体の連続性

　生命体とは，「生殖を行なう・恒常性を保つ・環境の変化に適応する」という能力をもっているもの，と定義されよう。しかし，生命体の発生は，原始の海においてアンモニアやメタンなどの分子から長い年月の間になされたと考えられており，事実，実験室レベルでは，そのような物質に高圧電流などを流し進化速度を速めることで，アミノ酸や核酸に近い物質がつくり出されている（分子進化）。

　さらに，分子生物学の進歩により同定された生命体の基本設計図であるDNAやRNAは，「核酸」と呼ばれる物質である。このような物質が，ある条件下では成長・環境への適応・生殖という生命と同様な振る舞いをすることが知られるようになり，物質と生命体の境界は不透明になってきている。このように生命体と物質が連続したものであることは，第9章で述べている（p.167）。

人間とすべての生物との命の連続性

　人間とほかの動物との間においても，同様に連続と不連続の考

え方ができる。例えば人とチンパンジーの遺伝子のDNA配列は，その98％までが同じであることが知られている。さらにもっとも原始的な生き物の1つであるゾウリムシをみても，そのDNAの基本的な構造は私たち人間と同様であり，DNAという設計図からたんぱく質をつくり出す約束事である暗号のような核酸の配列までもが同じなのである。ということは，すべての生き物は系統発生と呼ばれる，37億年あまりにわたる1個の原始細胞から数十兆の細胞から成る人類に至るまでの，進化の道筋で結ばれていることに気づくであろう。

しかし，私たちも含めて生き物はすべて連続したつながりがあることを知りながらも，やはり人間は特別である，とほかの生物とは一線を画した不連続な存在であることを認めなければ，生きていくための活動を一歩も進めることができなくなる。それは，神が人間をつくったという宗教的な考えや，人間は宇宙の果てまで思いを馳せることのできるほどの能力をもっているからという理由ではなく，私たちを取り巻く世界との連続を認識しながらも，私たちが生きていくためにはそうしなければならない，という必要があるからである。

生と死の連続性

このテーマは第9章で触れているが，簡単に要約する。

人という生命体がいわゆる死の3徴候(呼吸停止・心拍停止・瞳孔反射消失)を示したあとも，わずかであるが髪の毛が伸びるように，臓器は生きている。さらに臓器の機能が止まったあとも，それを構成している細胞はある時間生き続けている。死亡時刻を

何時何分と決めるのは医療上の約束事であり、人間社会の営みに齟齬をきたさないためである。

さらに、医学的死亡のあとも、故人の思い出が残された人々の心のなかに生き続けることから、特に日本人においては、即物的に死を受け入れるのではなく、生と死の連続性を不連続とするまでのステップとして、死者を生きている者のごとく遇するいくつもの儀式的行為が行なわれている。

異常と正常の連続性

私の身の回りに、IQが150以上で有名大学を卒業したが、他人とのコミュニケーションがうまく取れず引きこもりとなっている者がいる。一方、IQが80そこそこでようやく中学を卒業し、親元で働きながら結婚して幸せな家庭をつくっている者もいる。IQという物差しで100以上なら正常で80以下なら異常（知的障害）と分けることは、集団の評価法として存在するが、100と99、および80と79の間に何か決定的なギャップがあるわけではなく連続している。さらに個人個人では、ある能力は劣っているがほかの能力は優れているなどの大きなばらつきがあることから、簡単に異常・正常を選別することはできない。

また知的障害者のなかには、1人で社会生活ができないほどの知能の遅れがありながら、驚異的な記憶力[*3]や計算能力[*4]をもっている、サヴァン症候群と呼ばれる人たちがいることが知られて

[*3] 一目見た景色を覚えていてビルの窓の数まで正確に描くなど。
[*4] 計算機でも1時間以上かかる計算を暗算で答えを出すなど。

第 12 章　生命倫理の背景にある「連続と不連続の思想」

いる。個人的には，数百もの曲を暗譜しており，曲名を言うとただちにピアノ演奏できる未熟児網膜症で失明した知的障害を伴う児を知っている。これらの児は，天才的な才能をもって生まれたというよりは，本来人間がもっている能力が，知的障害があるために温存された結果と考えられている。正常な子どもでは，通常の発育成長の過程で社会に適応する能力を養うために不要とされた能力は，マスクされてしまうのである。

このように正常と異常は連続であるばかりでなく，正常に異常が，また異常に正常が含まれており，両者を安易に分けることはできない。しかし，異常とされる人たちと正常の範疇に含まれる自分の連続性を知りながらも，医療上からまた共同社会運営上から，特別な対応や配慮を必要とする人々がいることを認めなければならない。それは，全体の功利主義による選別や切り捨てではなく，その範疇に入る人たちの福祉を考慮した結果としての，不連続とする判別でならなければならない。

「連続と不連続の思想」と「あたたかい心」が支える生命倫理

ここまで，私たちを取り巻く世界が連続であることをくどいほど述べてきた。その理由は相手との連続性を知り，相手に思いを馳せる「あたたかい心」こそが，さまざまな環境のなかでさまざまな人々とともに生きる生命倫理を支える根幹と考えるからである。

本書のまとめとして，改めて私の生命倫理の根幹を成す思想「連続と不連続」「あたたかい心」「生命倫理」とそれぞれの関係につ

いて解説する。

◆**「連続と不連続の思想」から生まれる「あたたかい心」**

　もともとこの宇宙が1つの点から始まったことを思い起こせば，森羅万象すべて連続であり私たちはその一部であることは理解したであろう。より具体的には，親がいて先祖がいたからこそ私がここにおり，周囲の人々がいるからこそ自分が生きていることに気づけば人と人の連続を知り，私たちがともに生きていることを知るのである。

　しかし生きていくうえでは，私の家族とあなたの家族は別であり私とあなたは別の人間である，とお互いに認め合わなければならない。災害などの命にかかわる事態が生じた時，自分と家族を守る努力をするのは当然であるが，同時に知人とその家族を心配するであろう。さらに知人どころか見ず知らずの人が山や海で遭難した場合，私たちは身を危険に晒しても，多額の費用と労力を費やしても，遭難者を救出する努力をするのはなぜであろうか。それは遭難した人がかわいそうであるとか，そうするのが任務であるとか思うだけでなく，ともに生きる仲間としての連続性を感じるからである。

　私たち人間とは，生物学的な人と人の間に水(humor)のようなつながりを感じて，ともに生きる社会的存在に進化した生き物である。ちなみにこのhumorという言葉は，ユーモア(共感者を得る人間味のあるおかしさ)の意味もあり，human(人間)やhumane(思いやりのある)に通じるものである。人間的(humanity)という言葉が，相手を思いやる心をもっているという意味であり，その心こそが次項で述べる人間を社会的存在たらしめている「あ

第 12 章　生命倫理の背景にある「連続と不連続の思想」

たたかい心」といえる。
　近年の研究でボノボ(ピグミーチンパンジー)などの類人猿に,人間に近い心の交流があるらしいことが知られているが,本質的には人間以外の動物が仲間と群れているのは,生殖・餌を得る・外敵から身を守るなどという生き残る手段としての功利的理由からである。
　しかし人間は,そのレベルを超えて,ともに生きる素晴らしさと大切さを学んだのである。このように私たちの世界の連続性の重要性を感じ取り,進化の過程でそれを脳(前頭前野)に刷り込んだことが,人間のともに生きる心の源泉になっていると考えられる。

◆「あたたかい心」とは
　「あたたかい心」とは,「やさしさ(優しさ)」とほぼ同じ意味で,ともに相手を思う心を表現する言葉である。しかし「優しさ」は,その状況に応じて「優美で風情がある・穏やかで素直である・細やかで情け深い」など,いろいろな意味が含まれるばかりでなく,使い方によっては限られた意味合いになってしまう。それに対して「あたたかい心」は,「仲間のすべての人に対して抱く思い,特に相手の痛み・苦しみ・悲しみを自分の痛み・苦しみ・悲しみとして感じることのできる心」と定義されよう。
　新聞などで目にする「やさしさ」の言葉を拾ってみると,「人にやさしい車」や「人にやさしい町づくり」などの表現がある。「人にやさしい車」の文節に使われる「やさしさ」の意味は,車を運転しやすい(easy),安全である(safe),乗り心地がよい(comfortable)などであり,車を利用する人に対する具体的なメリットが挙

げられる。さらに「人にやさしい町づくり」の場合は，公害を出さないこと (ecological) や障害者にも配慮してある (barrier free) という特定の事柄に対する思いやりの意味である。

「あたたかい心」とはなんだろうと改めて考えてみると，単に使いやすさや，安全といったレベルを超え，真に相手に思いを馳せる心といえよう。車をつくることに喩えれば，運転しにくくともスタイルが悪くとも，車をつくる人がそれを使う人のことを真剣に考える相手への思いやりが，自ら醸し出される「あたたかい心」につながる。すなわち，具体的なやさしさといった事柄を超えた，相手との心の共鳴が「あたたかい心」なのである。

◆ 生命倫理と「連続と不連続の思想」

　第 3 章の「予後不良の児に対する倫理的対応」(p.25)で，現代の医療現場において可能な限りの治療を行ないながらも，倫理的議論の末に "クラス D" として生命維持治療を中止することの是非を述べた。そのような，予後の悪い患者の治療を中止する医療行為(看取りの医療)は，まさにそれまでのともに生きる仲間との連続を断ち切ることを意味する。同様なことは，超早産児の医療において「どのくらい未熟な児なら治療をすべきか」においても議論された。

　医療では，すべての子どもを救うことはできないことから，命の連続を知りながら，「人為的な死」という不連続を認めなければならないのである。その時に，私たちは「こんな子どもを助ける意味がない」と，紙くずを丸めて捨てるように治療を止めるのではなく，その児も私たちと同じ人間であるが自分たちの知識や経験では助けることができないと，心のなかで手を合わせ，涙して

行なうのである。治療を中止するという行為が児に死をもたらすという結果は同じであっても，相手への連続性を感じながら行なう行為と，冷たく切り捨てる行為の違いは明らかであろう。

◆ **社会を形づくる接着剤の役目をなす「連続と不連続の思想」**

　私たちの社会を形成している接着剤のような役目をしている大切なものが，これまで述べてきた「連続と不連続の思想」であると私は考えている。あたたかい心を失った時，人と人との心のつながりが失われ，その社会は一瞬にして崩壊する。それはナチスによるユダヤ人虐殺の例を挙げるまでもなく，数多くの痛ましい大量虐殺のエピソードがくり返されてきた人類の歴史のなかに明らかである。

　近年になっても，アフリカのルワンダなどで同様のことが起こっている。お互いに信頼し合い愛し合い，ある者は家族としてともに生きてきたツチ族とフツ族が，政治的な宣伝で「ツチ族はゴキブリであり人間ではない」と何千回何万回とくり返しラジオで放送されるのを聞く内に，多数派のフツ族の人は少数派のツチ族を人間とは思わなくなり，恐ろしい「ジェノサイド（民族抹殺）」と呼ばれる大量虐殺が一瞬の間に起こったのである。

　この事実を書き留めた『ジェノサイドの丘――ルワンダ虐殺の隠された真実（上・下）』（WAVE出版，2003）という，想像を絶する虐殺の物語を読み終えた時に，私は，人はかように残酷になれるのかと，暗澹たる気持ちに陥った。しかし巻末近くに記載された，「ともに生活していた少女たちが，自分が射殺されるのを厭わず，自分と友達がフツ族とツチ族に分けられることを拒んだ」というエピソードは，このような状況に置かれても，友達を捨てる

ことができない相手の痛みを感じる心をもった子どもたちがいたことの証であり，一条の光のようなものを感じた。

　ジェノサイドという恐ろしい状況においてさえ，私たちの祖先が勝ち得た生きるための知恵である「ともに生きるあたたかい心」をもち続けていたのは子どもたちであった。私は小児科医として，滅びゆくかも知れない人類を救うのは，子どもに「ともに生きるあたたかい心」を育むことである，と確信したのである。

◆ 臨床現場における「連続と不連続の思想」の果たす役割

　私たちの社会は高度かつ複雑になり，原始時代のように自然の流れのなかでお互いに助け合って生きているだけでは済まなくなった。特に医療の世界では，できるからと救命や延命の治療を行なうことが，その患者と患者家族，さらにそれを取り巻く人間社会にとって，必ずしも「最善の利益」とはならない事態に稀ならず遭遇するようになった。生命倫理的思考が必要となったのは，まさにそのような現実に必然的に対峙することが避けられなくなったからである。

　超重症例においては倫理的観点から医学的治療方針の決定がなされ，治療やケアが断ち切られ，ともに生きるべき仲間との間に不連続の線を引くことを余儀なくされる時代となったことを，私たちは認識しなければならない。そのような場合に，対象とされる患者も私たちの仲間であるという思いを忘れず，心の痛みと悲しみを共有しながら，その決定をする時に欠かしてはならないのが「連続と不連続の思想」である。

　EBMに基づいて結論が出される傾向にある生命倫理的判断が，冷たいものに終わらないようにするために，その議論の背景

第 12 章　生命倫理の背景にある「連続と不連続の思想」

に「やさしさ」を内包する生命を超えた「いのちのほむら(焔)」を感ずる「連続と不連続の思想」が果たす役割は大きい.

文献
 1) フィリス・モリソン, フィリップ・モリソン, チャールズおよびレイ・イームズ事務所著:村上陽一郎, 村上公子訳:パワーズ オブ テン ── 宇宙・人間・素粒子をめぐる大きさの旅. 日本経済新聞出版社, 1983.
 2) 仁志田博司(編):出生をめぐるバイオエシックス ── 周産期の臨床にみる「母と子のいのち」. メジカルビュー社, 1999.
 3) 仁志田博司:新生児医療における生命倫理. 新生児学入門(第 4 版). 医学書院, 141-150, 2012.
 4) マルティン・ブーバー著:野口啓祐訳:孤独と愛 ── 我と汝の問題. 創文社, 1958.
 5) 立花隆:宇宙からの帰還. 中央公論社, 1983.
 6) カール・セーガン著:木村繁訳:COSMOS(上・下). 朝日新聞社, 1980.
 7) 松田卓也:人間は宇宙の中心か ── 人間原理をめぐって. 佐藤文隆(編):宇宙論と統一理論の展開. 岩波書店, 273-280, 1987.
 8) マーク・ブキャナン著:阪本芳久訳:複雑な世界, 単純な法則 ── ネットワーク科学の最前線. 草思社, 2005.
 9) 福岡伸一:生物と無生物のあいだ. 講談社, 2007.
10) ダロルド・A.トレッファート著:高橋健次訳:なぜかれらは天才的能力を示すのか ── サヴァン症候群の驚異. 草思社, 1990.
11) フィリップ・ゴーレイヴィッチ著:柳下毅一郎訳:ジェノサイドの丘 ── ルワンダ虐殺の隠された真実(上・下). WAVE 出版, 2003.

別章

生命倫理の基礎

　臨床の現場で行なう倫理的判断は,「患者のためになるのだから」とその場その場の感情や思いつきで決めるのではなく,学問としての理論に基づかなければ危ういものとなる。そのためには,倫理学のもっとも基本的な事柄をまず学び理解しなければならない。

▍生命倫理とは何か

◆ 倫理とは「ともに生きるためのことわり」

　日本語の「生命倫理」はバイオエシックス(bioethics)から直訳されたものであるが,「生命」という言葉も「倫理」という言葉も広い意味をもつところから,若干の解説が必要である。

　ethics を倫理と訳したのは哲学者の井上哲次郎(1855～1944)といわれ,倫理学も同じ ethics の訳である。倫理の【倫】は「仲間」の意味であり,【理】は「理由・約束事」の意味であるところから,倫理とは「ともに生きるためのことわり」である。

倫理のなかには，生命倫理以外にも，ともに生きる最善の社会を考える社会倫理，さらにその具体的な内容として経済倫理や法倫理などがある。

　英語の ethics の語源はギリシャ語のエトス（ethos）であり，本来は「仲間内の風潮や習俗」の意味であるが，坂上正道はさらに「ともに生きる喜びのニュアンスも言外に含まれている」と語っていた。ちなみに，日本語にも転用されているエトス（ethos：道徳的な規範）に対応するパトス（pathos）は，感情・激情の意味であり，岡本太郎（1911～1996）の芸術的爆発などの表現に用いられている。

◆ **道徳と倫理の違いとは**

　倫理学は，哲学のなかの一分野で，道徳の規範となる原理を求める学問である。道徳とは，行為の善悪を判断する内面的規範原理である。例えば「人を殺してはいけない」ということや「近親相姦してはいけない」ということなどのように，私たちの社会でともに生きていくために必要な基本的な約束事であり，改めてその是非を論じる必要がなく，その善悪の判断は自らの心の底から湧き出るものである。

　それに対して倫理は，まだお互いに考えをすり合わせる余地があり，その社会にもっともよい考えをつくりあげる過程のものである。ある事柄に関して，仲間と議論して倫理的な同意が成立したら，その同意は仲間内ではある強制力をもった規範となり，人々はそれに沿って行動しなければならない。しかしこの規範は恒久的なものではない。倫理的考察によってつくられた規範は，くり返し議論され，くり返し考察が行なわれる。その過程で，内面的

な深い規範(道徳)に昇華されていく。

　先に挙げた「人を殺してはいけない」「近親相姦してはいけない」などということも，昔は日常生活のなかでは許容範囲内とされており，「起こっても仕方がない」こととみなされ，道徳のレベルの内面的規範原理にはなっていなかった。しかし，「人を殺してよいのか」「近親相姦を認めてよいのか」という問いに関して，人がともに生きていくために，みんなの共通の道理(倫理)として認めるかどうかが，くり返し，くり返し考えられていく内に，もはやことさら倫理的な議論をする必要がないほど自明の理となったのである。

　今でも，「なぜ人を殺してはいけないのか」という子どもの質問に答えられないでたじろぐ大人がいる。それは長い私たちの歴史のなかで，社会が成り立つために必要不可欠な約束事として解決済みであり，さらに脳にもその道徳的規範が組み込まれていることを考えれば，今更その理由を問うものではない事柄であることが理解できるであろう。

◆ **どこまでが「生命倫理」の範疇か**

　本来の生命倫理(bio-ethics)の意味するところは，「生命(bio)」の言葉が生命科学(bio-science)などに見られるように，科学的・物理的な生命体を対象とした視線であり，「生命環境(bio-environment)」などにまで範囲が広がる。しかし本書で議論する生命倫理は人間を対象としたものであり，さらに絞れば医学・医療の倫理(medical ethics)である。

　学問としての生命倫理は，「生きていくうえの基本的な価値観に大きな相克が生じた場合，その仲間内で最良の考え方および対

応を求めること」と定義されよう。

　生きていくうえの基本的な事柄としてもっとも重要なものは生と死であるが，これらの考え方が仲間内で異なっては，医療業務だけでなく社会全体のシステムにまで影響をおよぼす。特に人が生まれる前後の周産期は，もっとも生と死の問題が起こりやすい時であるところから，その専門家には生命倫理の素養が不可欠となる。

生命倫理の基本原則

　生命倫理の基本原則のなかで，もっとも有名かつ重要な4項目を解説する。

◆ 侵害回避の原則：non-maleficence

　「無害原則」(do no harm)とも呼ばれ，「われわれは相手に害をおよぼさない義務を有している」ということである。

　この「害」のなかには，医療者として患者のためになすべき義務を果たさないことによる侵害も含まれる(不作為による侵害)。また身体的侵害だけでなく，故意に患者を苦しめる言動も含まれる。

　手術のために患者の身体にメスを入れる行為などは，その加える侵害が，それによりもたらされる効果・恩恵を上回る限り，この原則を外れることにはならない(二重効果の原則)。もちろん，侵害を与える行為はもっとも非侵襲的なものでなければならず，またその行為について，事前に正しく患者に伝えなければならない。

◆ 恩恵の原則：beneficence

「仁恵の原則」とも呼ばれ，「われわれは相手に恩恵を与える義務を有している」という意味である。特に医療者は，患者の苦しみ・痛み・病を取り除くことにより恩恵を与えることを職業とする者であり，その知識と経験をこの目的のために行使しなければならない。

ただし自分が多大な損害を受けてまで，第三者に恩恵を与えなければならないという義務はない。例えば，医療機関では，施設内の医療者が輸血ドナーとなることを避ける申し合わせがなされている。しかしその兼ね合いには倫理的議論が必要で，かつて逆向きの過剰反応で，医療者がHIV感染者のケアを拒否した事件が歴史的汚点として記録されている。

また，この「恩恵の原則」を，「医学の進歩は人類に恩恵をもたらす」と拡大解釈して，個人の恩恵を損ねる行為の正当化に用いてはいけない。第二次世界大戦中のナチスや石井部隊[*1]による人体実験のような極端な例は論外であるが，「患者に対する侵襲が軽微である」という言い訳のもとに，患者には恩恵のない医療行為が医学研究として行なわれることは，恩恵の原則を踏まえた倫理的議論のあとに初めて認められなければならない。

エホバの証人の信者に対する輸血などのように，医療者が考える恩恵と患者が考える恩恵が相反する場合も，次に述べる「自律の原則」を勘案した倫理的議論により判断されなければならない。

[*1] 第二次世界大戦期の大日本帝国陸軍の研究機関で，正式名称は「関東軍防疫給水部本部」であるが，初代部隊長の石井四郎（1892〜1959）にちなんで「石井部隊」，また「731部隊」とも呼ばれる。感染症や生物兵器の研究・開発の名のもとに，非人道的な人体実験や同兵器の実戦的使用を行なっていたとされる。

◆ 自律の原則：autonomy

　具体的には,「自律性を有する者は,自分の健康と命に関する事柄を自分で決める権利を有する」というものである。自己決定権と類似した意味合いから「自立の原則」とも呼ばれるが,ここでは「自律」(自分を律する)の語は自律神経系と同じように使われているため,「人間は生来的に自分を正しい方向に律する能力(自律性)をもっている」という意味が正しい。その能力を尊重するのが「自律の原則」であるため,単に自分で決める自由主義や独立心を尊重する自立主義ではない。

　適切な自律性の発揮のためには,適切な医療情報の提供と患者の理解(インフォームド・コンセント)が不可欠である。それ故,専門知識をもった医療側は誠意を尽くして,患者が正しい判断に至ることができるよう努めるべきである。

　最終的には患者の自律性に委ねられるので,医学的に正しくない医療が選択される場合は,「恩恵の原則」を外れる結果となり得る。一見矛盾するようであるが,その背景にあるのは「患者の恩恵は患者にしかわかりえない」という考えである。しかし15歳未満の未成年の場合,その保護者である家族の意見を超えて,医療者が児の恩恵の原則に従った判断をすることが可能である。このことについては,第4章(p.45)で解説している。

　また,一見古い父権主義と同じように,医師を信頼し,あるいは専門家にまかせるのが最良であると考えて,患者がその判断を医療者側に託すことも,一種の自律性の発揮と考えられる。実際の医療の現場でもっとも多いのが,このような医師−患者関係の中に患者の自律性が現れる形であろう。

　一方,医療者側にも自律性を発揮する権利があり,患者の要求

するとおりの医療を行なうことを強要されない。このことは，患者側が望んでも，無用なあるいは有害な医療行為を拒否する権利を医療者が有することを意味する。

　この自律の原則は，わが国の医師−患者関係の主流であった父権主義の対極にあるもので，アメリカから導入された生命倫理のなかでもっとも特徴的なものである。

　私が「自律の原則」を学ぶなかで，『Please let me die』(テキサス大学医学部，1974)というタイトルの，実話に基づく DVD を観た時の衝撃は忘れ難いものであった。その内容は，爆発事故で大火傷を負い奇跡的に助かった男性が回復して職場復帰したあとのインタビューである。彼は，治療中にあまりの痛さに，「Please let me die(死にたい＝治療を止めて楽にしてくれ)」と何度も告げたが，しかし医療者はそれを聞いてくれなかった。彼は，「これは，医療者が私の自律性を無視したということであり，許されることではない。今でもあの時の私の意見は正しかったと思っている」と語っている。

　日本人の感覚で，自分の命を助けてくれた医療者に「私の自律性を無視した」と言うことが理解できるであろうか。これはよい悪いでなく，アメリカ人と日本人の生活信条や価値観の違いである。倫理を論じる場合には，その置かれた歴史的・文化的環境の違いを考えなければならない。

◆ 公正の原則：justice

　公正という言葉は，「物の分配において，恣意的にある人に多くある人に少なくすることがない」という意味であり，平等とは違う。平等は，限られた物をみんなに同じ量だけ配ることであり，

いらない人には多過ぎ，欲しい人には足りないということが起こる悪平等という言葉さえある。

　公正とは，誰もが「あの人はそれを受けるに価する」と認める人に与えるものである。よく働く人がそれに見合っただけのものを受け，働かない人はわずかしか受け取れないことであり，その逆に，働かない人が多く受け取る場合は公正でないとされる。アメリカ社会は，能力がありよく仕事をする人が大金持ちとなる一方で能力がないため貧しい人が混在しており，平等な国ではないが，誰でも働けば金持ちになるチャンスがある公正な国である。

　この考えを生命倫理の原則にする理由は，「人権および命はすべての人に平等にあるもっとも大切なものであり，その取り扱いにおいては貧富や地位の差によって差があってはならず，公正に扱われるべき」とするからである。

　もっともわかりやすいのは脳死臓器移植の例であろう。提供臓器が限られているため，あらかじめ移植を受ける側の病気の重症度(緊急度)や状態の情報に応じて優先順位のリストがつくられており，身分の上下貴賤のバイアスが入ることなく選ばれるシステムである。金持ちや政府高官がまず臓器移植のリストのトップになる国に比べ，どちらが公正かはいうまでもないであろう。

　もう1つの例は，近年の大災害において行なわれたトリアージである。助からない人・すぐ治療すれば助かる人・すぐに治療を必要としない人に分ける緊急時において，私情が入れば公正を欠くことになる。

　しかし医療における公正は，限られた医療資源の配分という物理的な意味だけでなく，「医療者は，スラムに住む人も，障害者も，同じ人間としての尊厳をもつことを心に留めて対応する」という

精神的な意味においても重要である．倫理的議論において，このような患者への対応が公正を欠くものであってはいけない．

文献
1) トム・L. ビーチャム，ジェイムズ・F. チルドレス著：永安幸正，立木教夫訳：生命医学倫理．成文堂，1997．
2) Jr. エンゲルハート H. トリストラム著：加藤尚武，飯田亘之訳：バイオエシックスの基礎づけ．朝日出版社，1989．
3) アルバート・R. ジョンセン，マーク・シーグラー，ウィリアム・J. ウィンスレード著：赤林朗，大井玄訳：臨床倫理学 臨床医学における倫理的決定のための実践的なアプローチ．新興医学出版社，1997．
4) Partnership for Caring, Inc. (オリジナル版製作)，赤林朗(日本語版監修)：医療倫理 いのちは誰のものか — ダックス・コワートの場合(Dax's Case: Who Should Decide?)．丸善出版，2002．
5) 松田一郎：生命医学倫理ノート — 和の思想との対話．日本評論社，2004．

追記

　本書は序で述べたごとく,『助産雑誌』(医学書院)に連載した「周産期の生命倫理をめぐる旅 ── あたたかい心を求めて」を加筆整理したものである。生命倫理が冷たい EBM で固められたものに終わらないためには,連載のタイトルに挙げた「あたたかい心」が欠けてはいけないと考えていた。さらに,その「あたたかい心」をロジカルに支えうるのが,「連続と不連続の思想」であることを確信したところから,本書の表題に,その文言を加えた。

　実は「連続と不連続の思想」は,25 年前に筆者が編者となり,早稲田大学の木村利人教授門下でともに生命倫理を学んだ森川功氏と,当時生殖医療の先駆者の 1 人であった名古屋市立大学産婦人科の鈴森薫教授の協力を得て上梓した『出生をめぐるバイオエシックス』(メジカルビュー社,1999)で,すでにその概要が論じられていた。この書は一部の人に高く評価されながら絶版となったが,その出版にかかわった何人かの方から,あの「連続と不連続の思想」が消えるのは忍びない,と言われていた。筆者も,絶版となって久しいところから,いつかふたたび世に問いたいとの思いがあり,さらに進化した形で本書によみがえったとの自負を抱いている。

　本書帯にある推薦文を書いていただいた柳田邦男氏は,ノンフィクション作家として高名であるが,現在はそのジャンルを超え,原発事故をはじめとした危機管理などについても豊富な学識

に基づいた深い考察を行ない，わが国のオピニオンリーダーとなっている．

　氏とは，かつて筆者が学会を主催した折に，予後不良の児をめぐる倫理のシンポジウムにおいて講演を依頼したというご縁があった．その時に，氏が講演に備えて筆者の倫理関連の論文を電車内でお読みになり，本書に挙げた事例の「無脳児の出生後に両親が小さく縫った帽子を用意し，洗礼を受けさせ，関係者に感謝を述べて退院した」(p.163)というくだりで落涙をした，と語られたことが今でも忘れられない．

　また，氏は，がんで亡くなった西川喜作医師の思いを受けて「『死の医学』への序章」(新潮社，1990)を上梓している(本書 p.161)が，その折に，出版社が「そのタイトルでは売れない」と言ったのに対して，氏は「死の医学とは西川医師の遺言である」と応じたことが記されている．このように他人の悲しみを心から感じることができる柳田氏に，本書への賛辞をいただいたことは，氏を数少ない本物の人間と敬愛している筆者にとっては，このうえない喜びである．

　末尾ながら，筆者の読みにくい文章に辛抱強くお付き合いいただいた，医学書院の栗原ひとみ・竹内亜祐子・南村雄也の諸氏に心からの謝辞を献じる．

仁志田博司

初出一覧

　本書は月刊誌『助産雑誌』連載「周産期の生命倫理をめぐる旅―あたたかい心を求めて」で掲載した原稿に，著者が大幅に加筆・修正を加えたものです。各章で主に使用した連載原稿は以下の通りです。

- 第 1 章　『助産雑誌』第 67 巻 1 号，2 号(2013 年)
- 第 2 章　『助産雑誌』第 67 巻 3 号(2013 年)
- 第 3 章　『助産雑誌』第 67 巻 7 号，8 号(2013 年)
- 第 4 章　『助産雑誌』第 67 巻 5 号，6 号(2013 年)
- 第 5 章　『助産雑誌』第 67 巻 9 号，10 号(2013 年)
- 第 6 章　『助産雑誌』第 67 巻 11 号，12 号(2013 年)，第 68 巻 1 号(2014 年)
- 第 7 章　『助産雑誌』第 68 巻 7 号，8 号(2014 年)
- 第 8 章　『助産雑誌』第 68 巻 2 号，3 号，4 号，5 号，6 号(2014 年)
- 第 9 章　『助産雑誌』第 68 巻 9 号，10 号(2014 年)
- 第10章　『助産雑誌』第 68 巻 11 号，12 号(2014 年)
- 第11章　『助産雑誌』第 69 巻 3 号(2015 年)
- 第12章　『助産雑誌』第 69 巻 1 号，2 号(2015 年)
- 別　章　『助産雑誌』第 67 巻 2 号，4 号(2013 年)

索引

和文

あ
新しい死　166
アポトーシス　170
医学・医療の倫理　223
意見表明権　51
遺伝カウンセリング　86
遺伝子刷り込み　140
遺伝子操作　116
遺伝子治療　120
遺伝子病　78
遺伝相談　86, 113
医の倫理　9
医療ネグレクト　52
インフォームド・アセント　51
インフォームド・コンセント
　　　　　20, 56, 57, 226
インフォームド・ディセント　51
インフォームド・パーミッション
　　　　　56
ウーマンリブ　197
ウォーノック委員会　74
壊死　170
エピジェネティクス　110
エホバの証人　1
延命治療中止　32
オートノミー　21, 45, 226
　──, デベロップメンタル　50
恩恵の原則　225

か
幹細胞治療　121

緩和的医療　29
虐待　53
救命治療差し控え　32
組み換え DNA 技術　116
グリーフケア　65
クローン人間　123
ゲノムインプリンティング　140
減胎手術　145
顕微授精　137
合計特殊出生率　128
公正の原則　227
高度生殖補助医療技術　127
子どもの権利条約　50
子どもの出自を知る権利
　　　　　135, 152
児の最善の利益　26
婚外子　154
コンプリヘンシブ・クリニック
　　　　　40

さ
再生医療　122
死産　64
死生学　162
重篤な疾患を持つ新生児の家族と
　医療スタッフの話し合いのガイ
　ドライン　42
絨毛採取　94
受精胚の凍結保存　143
受精卵　148
　── の凍結保存　143
　── の取り扱いについての勧告
　　　　　74
受精卵（着床前）診断　78, 86

出産の人間化　197
出産のヒューマニゼーション　197
出自　134
出生前診断　60, 78
　── の方法　85
小児研究公正法　55
知らないでいる権利　112
自律　226
　── の原則　83, 226
自律主義　21
自律性　45
シンガー事件　49
侵害回避の原則　224
仁恵の原則　225
親権　51, 53
人工授精　133
人工妊娠中絶　63, 65, 132
髄膜瘤　41
　── の選択的治療基準　41
スタッフ全員の同意　37
滑りやすい坂道問題　100
成育限界　60, **62**, 70, 75
　──, 医学的　67, 72
　──, 社会的　71
　──, 法的観点からの　63
制限的医療　29
精子の凍結保存　143
生殖医療　127
生殖補助医療技術　133
精巣性女性化症候群　192
生存限界　67, 75
性同一性障害者　157
性のレベル　193
生命体　167
生命倫理　8, 221
　──, の基本原則　224
積極的安楽死　32
積極的医療　29
染色体異常　78
先天性疾患　78

臓器移植　178
臓器移植法　182
臓器の移植に関する法律　182

た

体外受精　135
胎芽病　78
胎児頸部皮下貯留液最大幅　96
胎児減数(減胎)手術　145
胎児採血　94
胎児診断　78
胎児治療　60
胎児の人権　66
胎児病　78
代理母　141
ダウン症候群(ダウン症, 21トリソミー)　78, 81, 82, 86
　── の発生の頻度　97
堕胎罪　63
男女産み分け　144
男性不妊　137
着床前診断　78
超音波検査　79, 95
デザイナーベビー　101
デベロップメンタル・オートノミー　50
東京女子医科大学NICUにおける予後不良の新生児に対する倫理的考察からの治療方針　28
凍結胚移植　143
凍結保存, 精子・卵子・受精卵(受精胚)の　143
動的平衡状態　168
道徳　222
特別養子縁組　155

な

仁志田の基準　**28**, 30, 33, 44
二重効果の原則　224
日本産科婦人科学会による「倫理に関する見解」　138

妊娠中絶　146
ネオモート　166
ネクローシス　170
脳死　22, 166, 177
脳死臓器移植　181
　──, 小児の　183
脳死判定　178

は

バイオエシックス　8, 221
バイオ・タナトロジー　162
配偶者間人工授精　133
胚保護法　99
パターナリズム　20
ハンチントン病　112
非嫡出子　154
非配偶者間人工授精　133, 134
ヒューマニゼーション　197
不育症　131
フェイルセーフ　102
父権主義　20
不妊症　131
不妊治療　132
プログラム死　170
プロチョイス　66, 195
プロライフ　47, 66, 195
ベビーK　174
ベビードゥ事件　46
保因者　111
法制審議会生殖補助医療関連親子法制部会　149
母体血清マーカー検査　87
母体保護法　62, 65

ま

マタニティ・ハラスメント　197
水子供養　65
看取りの医療　29
無害原則　224
無侵襲的出生前遺伝学的検査　89

無脳児　164, 174, 189

や

優性思想　98, 148
優生保護法　65
羊水穿刺　94
予後不良　25

ら

卵細胞質内精子注入法　137
卵子の凍結保存　143, 144
卵巣過剰刺激症候群　132
流産　64
倫理　221, 222
倫理委員会　6
倫理学　222
連続と不連続の思想　199

数字・英文

21トリソミー（ダウン症）　78, 81, 82, 86

A

AID：artificial insemination of donor　133, 134
AIH：artificial insemination of husband　133
apoptosis　170
ART：assisted reproductive technology　127, 133
artificial insemination　133
autonomy　21, 45, 226
　──, developmental　50

B

Baby Doe　46
Baby K　174
beneficence　225

best interest for the baby　26
bioethics　8, 221
bio-thanatology　162

D

developmental autonomy　50
DNA　108
DOA：death on arrival　53

E

EBM：evidence based medicine
　　　　　　　　　　10, 199
epigenetics　110
ES 細胞　122
ethics　221
evidence based medicine　199

G

GID：gender identity disorder
　　　　　　　　　　　157
genetic engineering　116

H・I

humanization　197
ICSI：intra-cytoplasmic sperm injection　137
infertility　131
informed assent　51
informed consent　20, 56, 57, 226
informed dissent　51
informed permission　56
iPS 細胞　22, 74, 122
IVF-ET：*in vitro* fertilization and embryo transfer　135

J・L

justice　227
live birth　67

M・N

medical ethics　9, 223

micro-insemination　137
NBM：narrative based medicine
　　　　　　　　　　　10
necrosis　170
neomort　166
NICU における予後不良児に対するクラス分け　28
NIPT　89
NIPT コンソーシアム　92, 93
non-invasive prenatal genetic testing　89
non-maleficence　224
NT　80, 96

O・P

OHSS：ovarian hyper-stimulation syndrome　132
paternalism　20
PREA：pediatric research equity act　55
pro-choice　66
pro-life　66

R

recombinant DNA engineering
　　　　　　　　　　　116
recurrent pregnancy loss　131
reproductive medicine　127
RNA　108

S・T

slippery slope　100
The Fetus as a Patient　59

U・V・W

unanimous agreement　37
viability limit　67
withdraw　32
withhold　32

人名

井上哲次郎　221
木村利人　8
クリスチャン・バーナード　181
坂上正道　5
スコトコ　93
鈴木雅洲　136
ダフ　28
田村正徳　42
チャールズ・ディケンズ　45
内藤寿七郎　142
西川喜作　161

唄孝一　6
ピーター・シンガー　49
船戸正久　30
ポール・バーグ　118
前田徹　83, 113
増本義　72
マリー・エイブリー　2
マルティン・ブーバー　205
山中伸弥　22
矢満田篤二　155
ライゼンベルグ　3
レイチェル・カーソン　9
ローバー　41
和田寿郎　182